치매 예방, 기억력·집중력 향상
어르신을 위한 화투 색칠하기

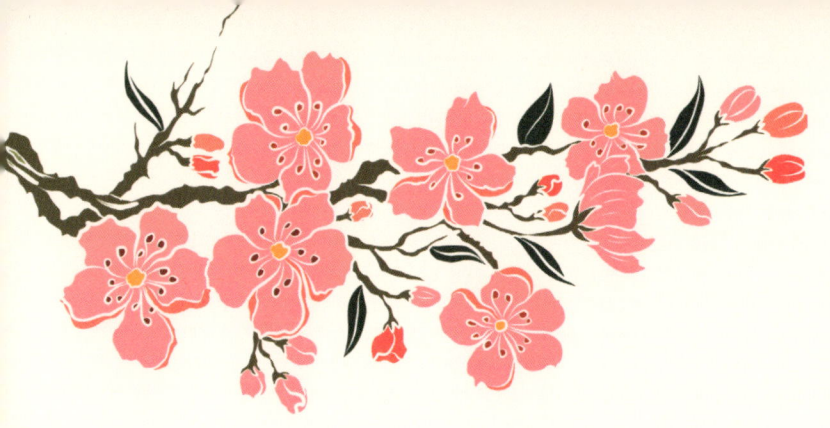

심신의 안정과 치매 예방을 위한 컬러링북

까맣던 머리카락이 어느새 사라지고 우리 머리에 은발이 내려앉았습니다. 이 나이에는 근육의 노화나 기억력 감퇴를 늦추는 활동이 필수라고 합니다. 의사들은 집에 있는 동안 누워 있거나 앉아 있지만 말고 계속해서 손가락과 발가락을 움직이라고 권하지요. 손이나 손가락 및 손목에 있는 소근육을 움직이는 일상 활동을 더 열심히 하라는 건데요. 밥을 먹을 때도 포크보다는 젓가락을 사용하라고 권합니다.
색칠하기나 종이접기, 퍼즐 맞추기 등의 놀이는 소근육 운동에 아주 적합한 활동입니다.

꾸준히 소근육 운동을 함으로써 치매 예방에 큰 도움이 된다고 하지요.
그중에서 색칠하기는 가장 쉽게 해볼 만한 소근육 운동 놀이입니다. 색칠을 하려면 손가락을 써야 하기에 손목을 지탱하는 근육도 키울 수가 있어요.

나아가 팔 근육을 움직이게 하기에 대근육 운동으로도 이어지지요. 그리고 다양한 색깔을 사용하는 활동을 통해 색에 대한 감각을 유지할 수도 있고요.

컬러링북《치매 예방, 기억력·집중력 향상 어르신을 위한 화투 색칠하기》는 다양하고 화려한 색감으로 우리의 시각에 자극을 주고, 그림에 색을 입히는 동안 집중력을 높여주며, 마음을 평온하게 유지해줄 겁니다. 예시의 그림과 꼭 같은 색깔로 색칠하지 않아도 돼요. 내가 좋아하는 색, 내가 익숙하고 편안하게 느끼는 색을 사용하면 됩니다.

색칠하기 활동은 우울증 증상이나 불안 장애를 감소시킨다고 하니, 매일 조금씩이라도 색칠 놀이를 해보아요. 오늘도 내일도 건강하고 행복한 인생을 위하여 잠깐의 시간을 투자하세요.

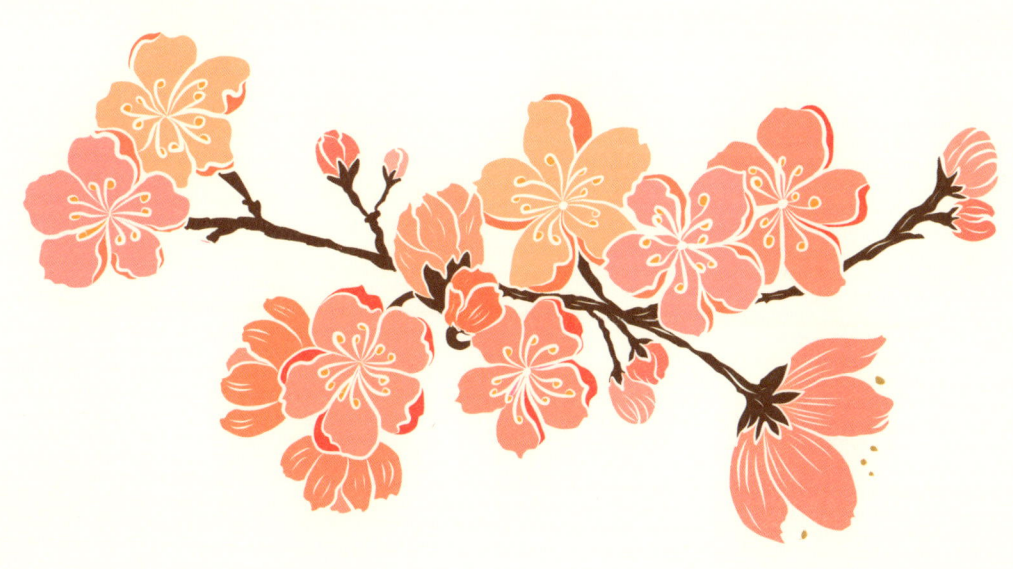

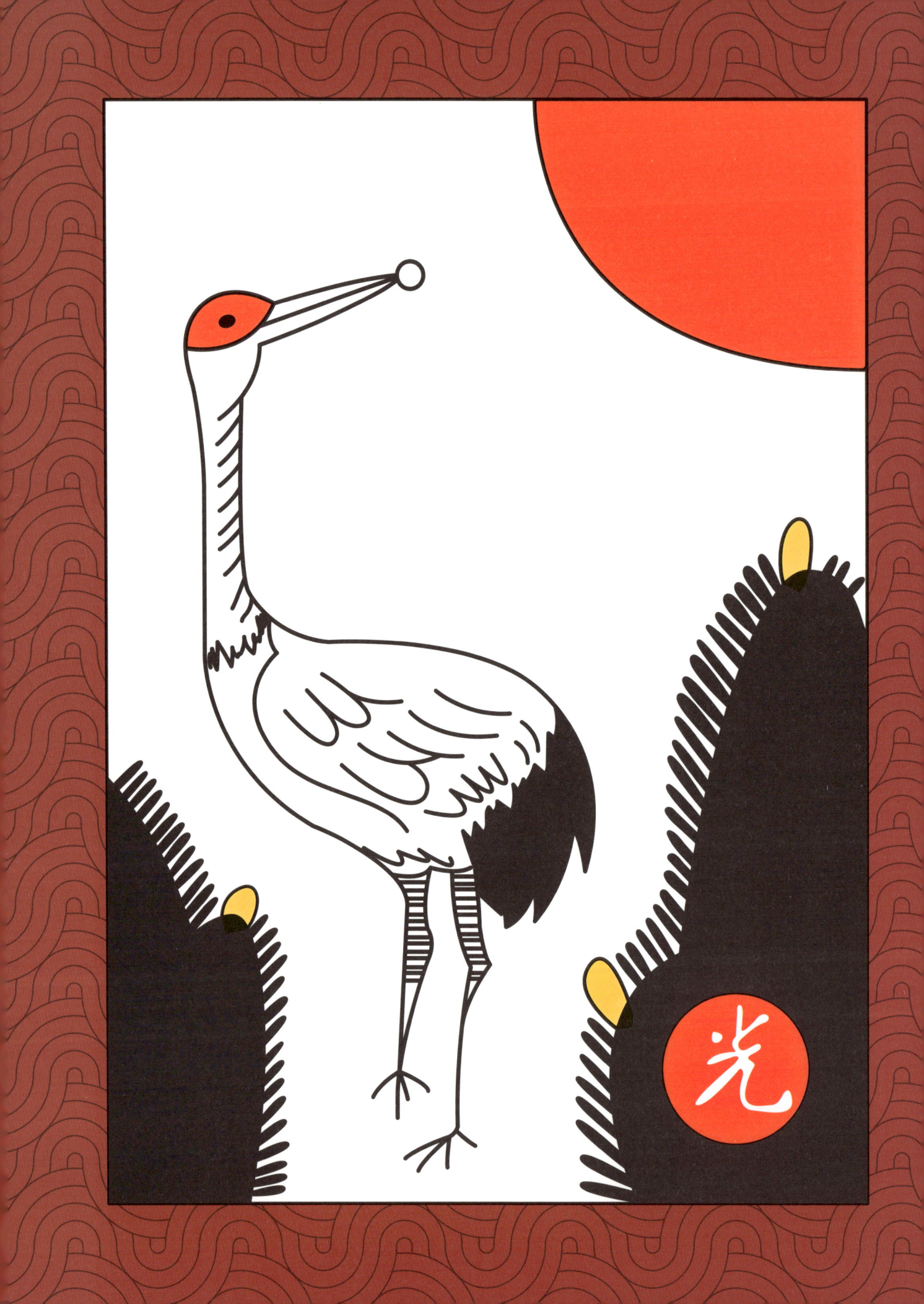

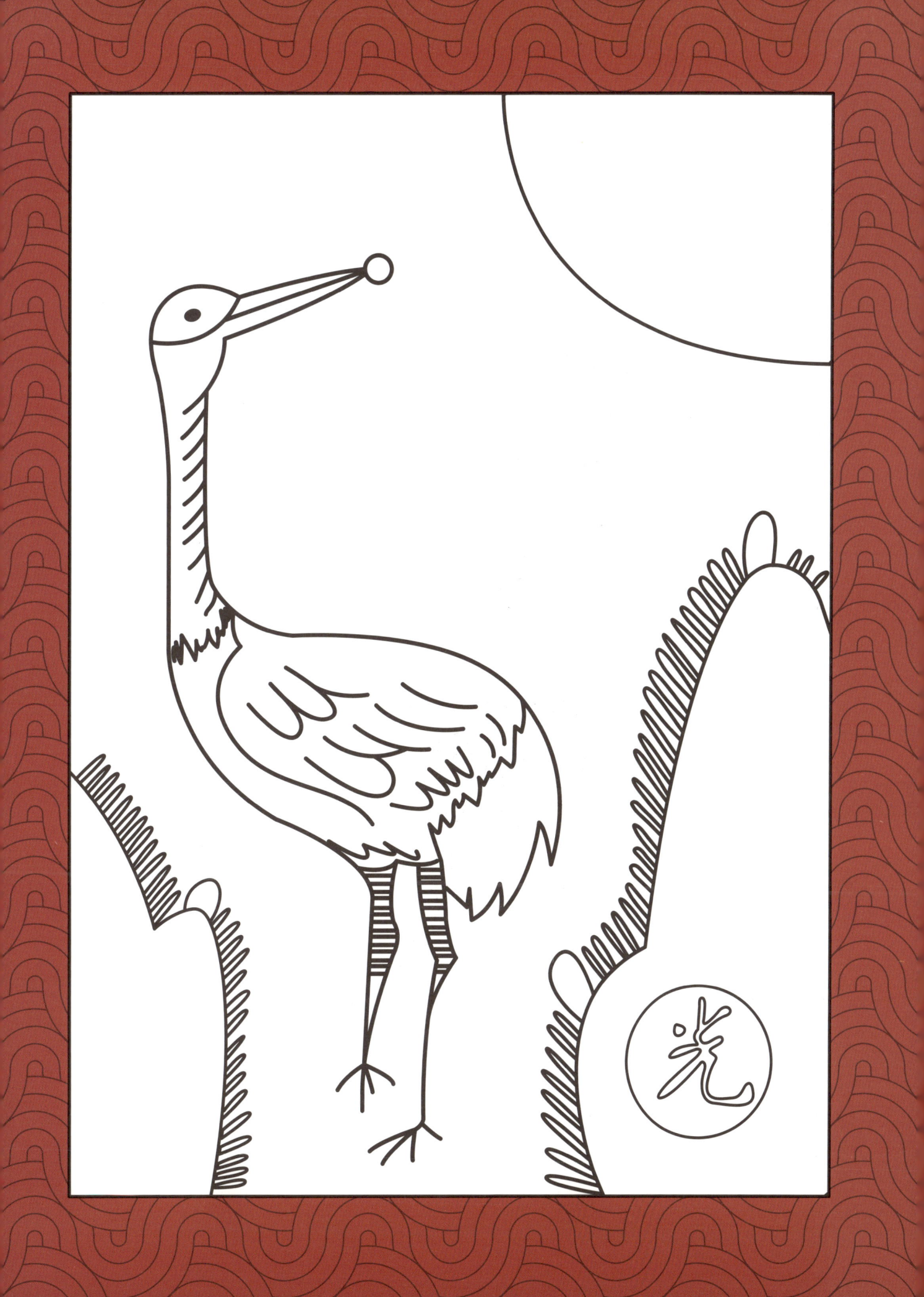

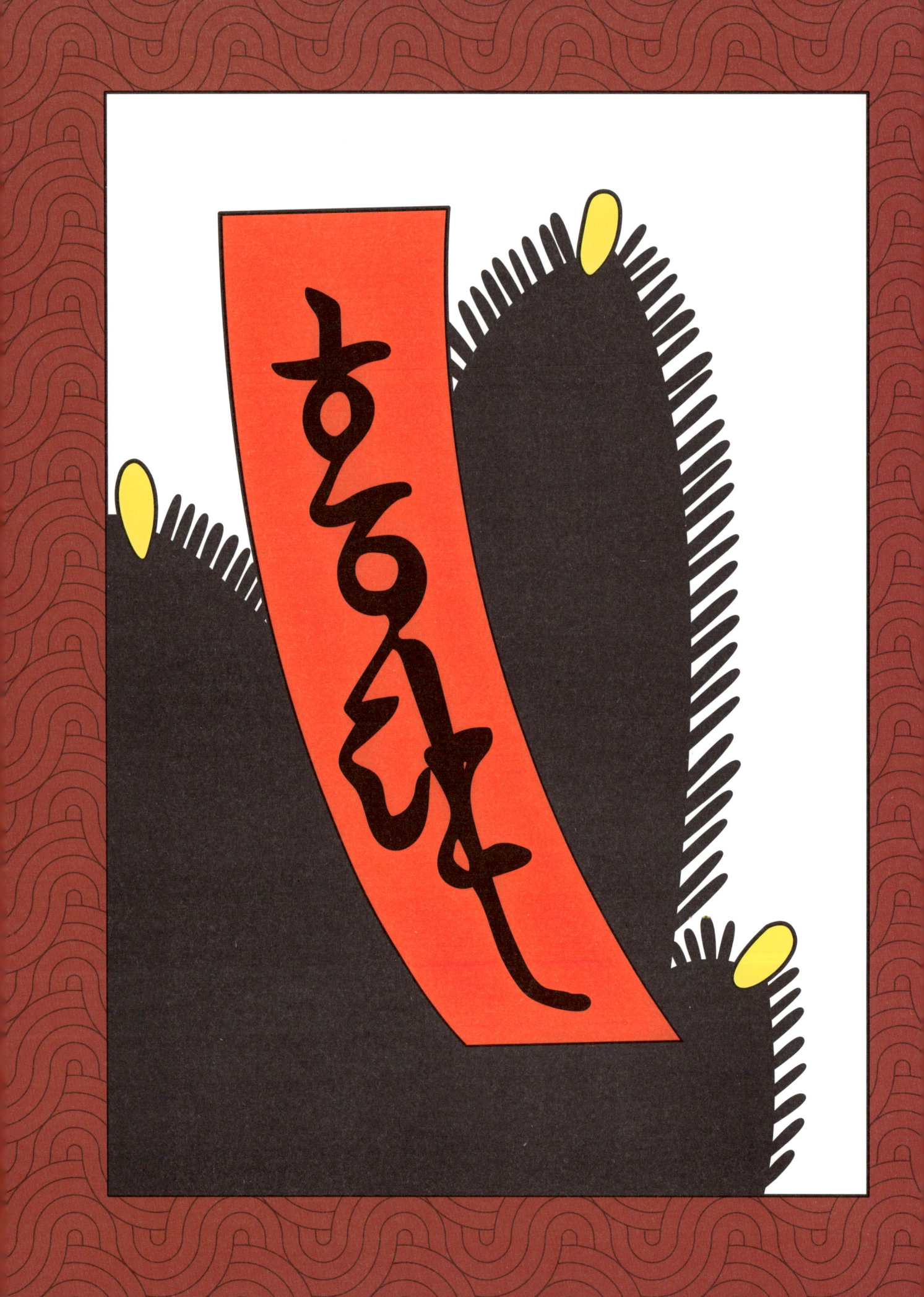

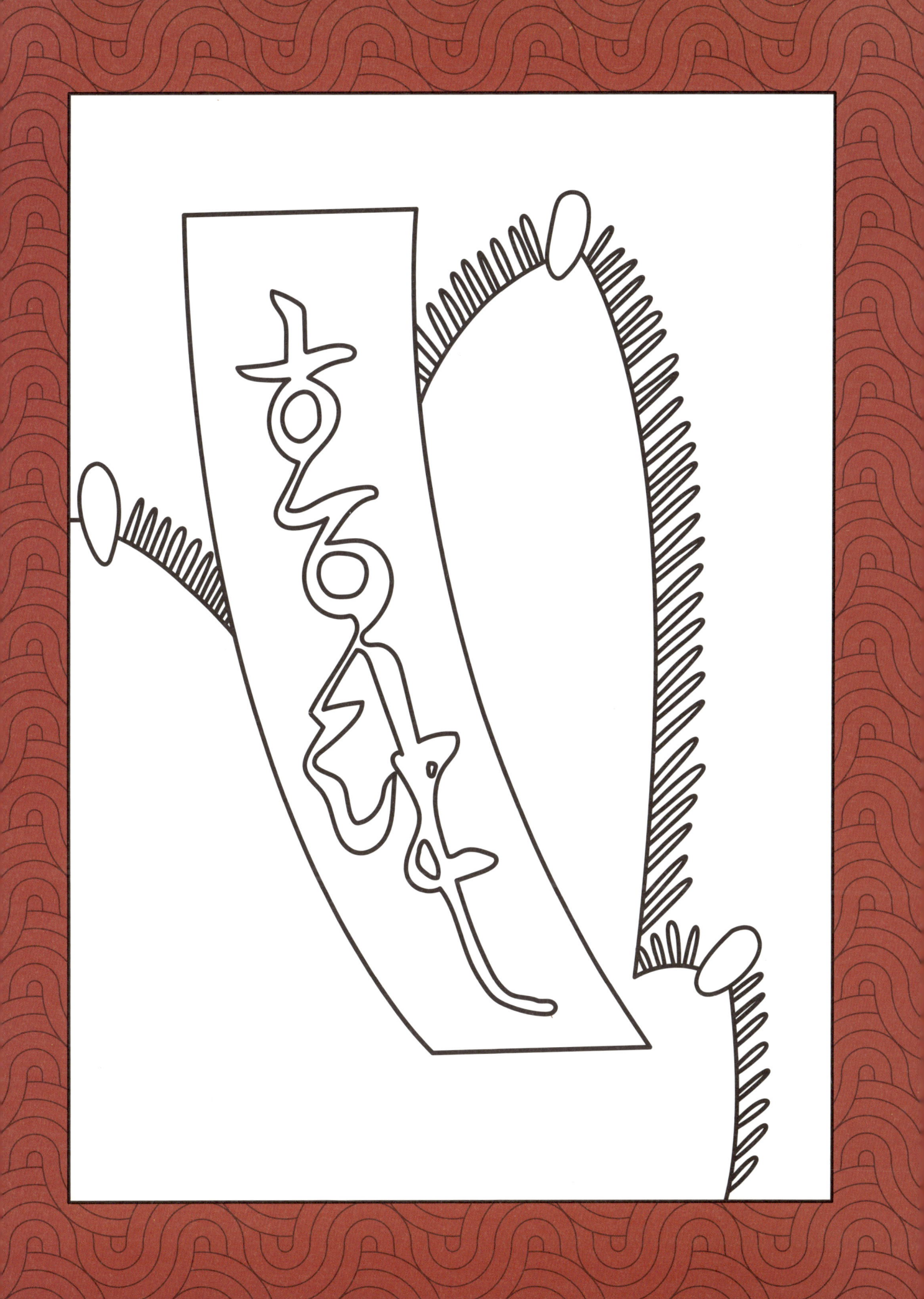

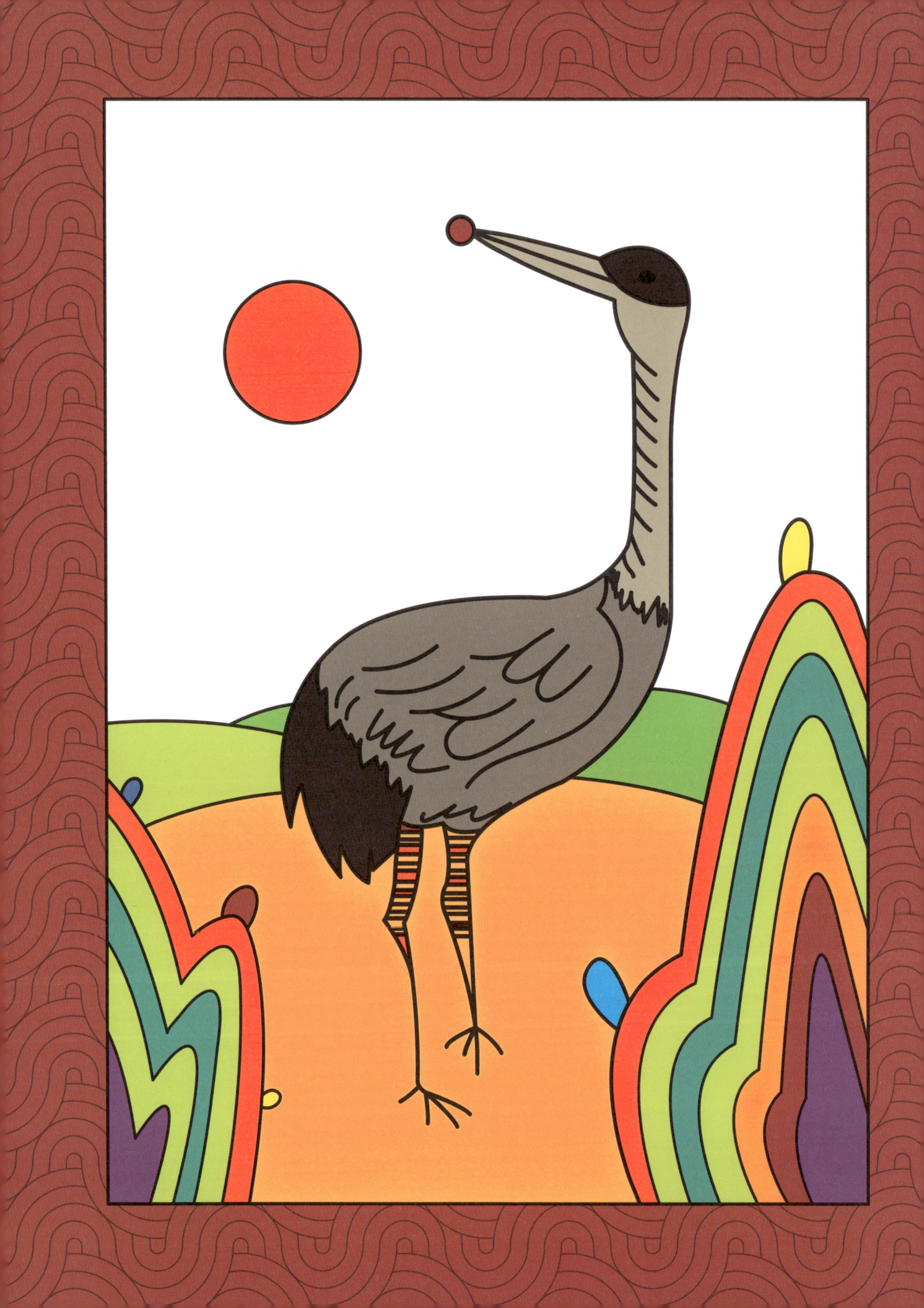

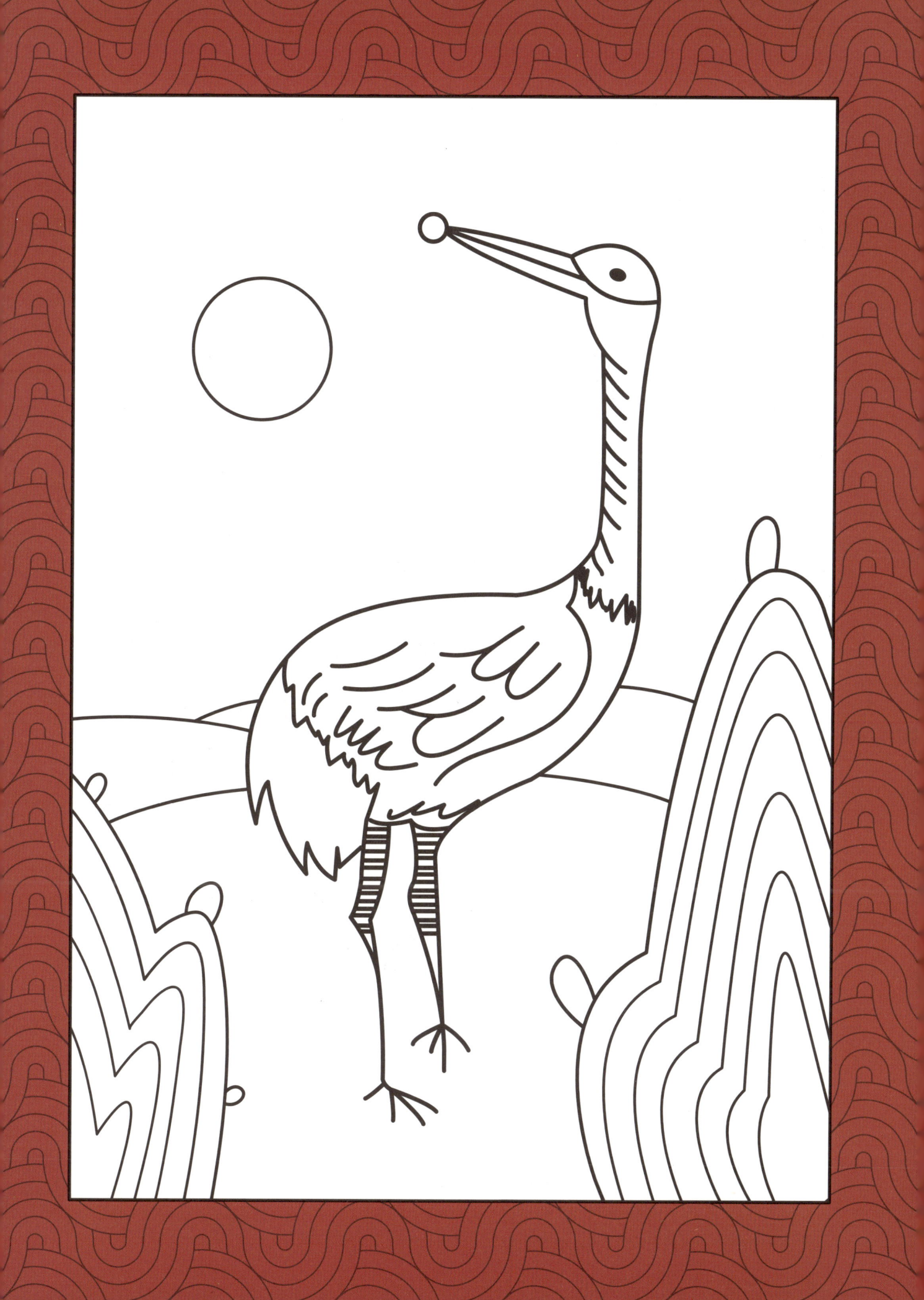

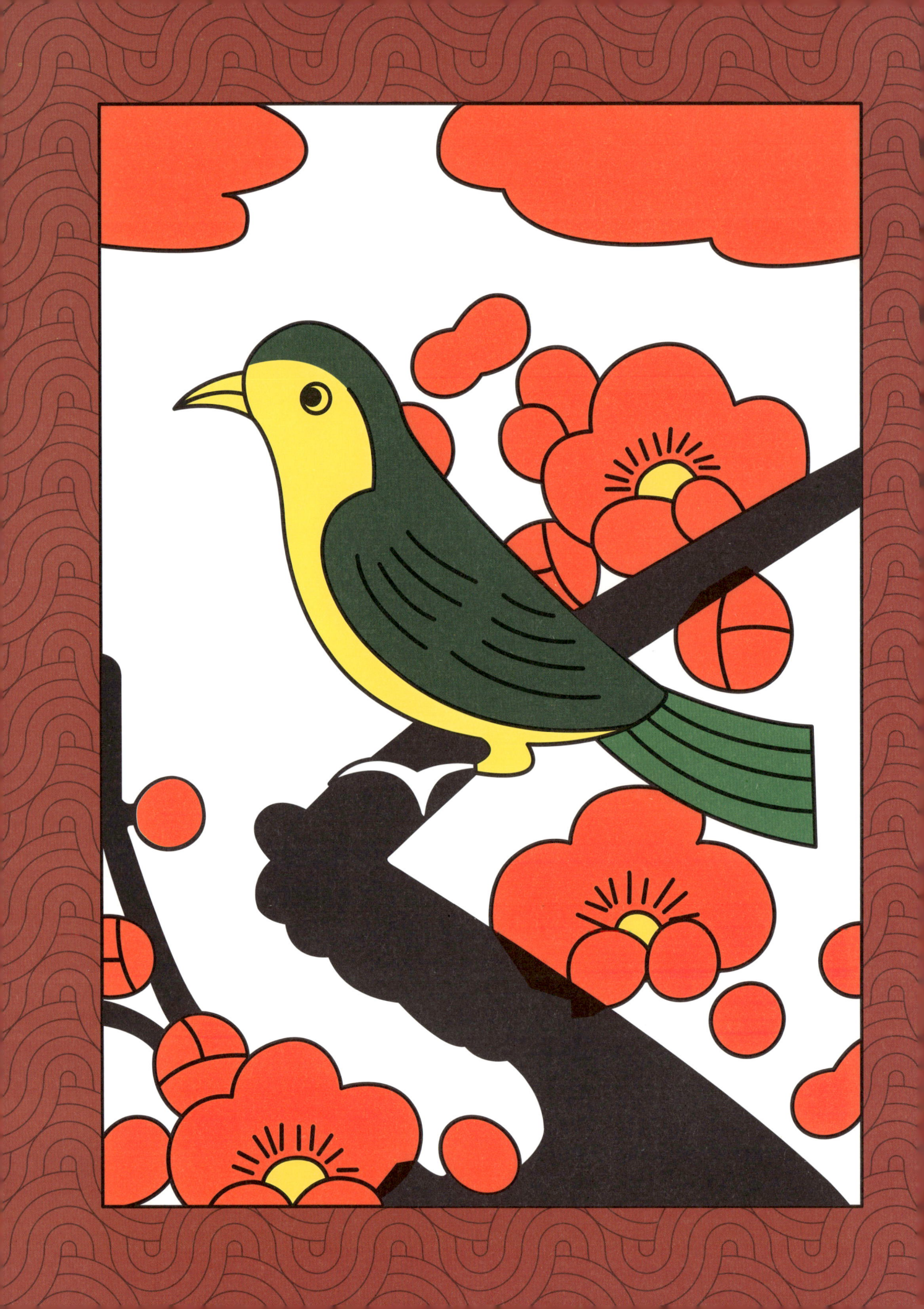

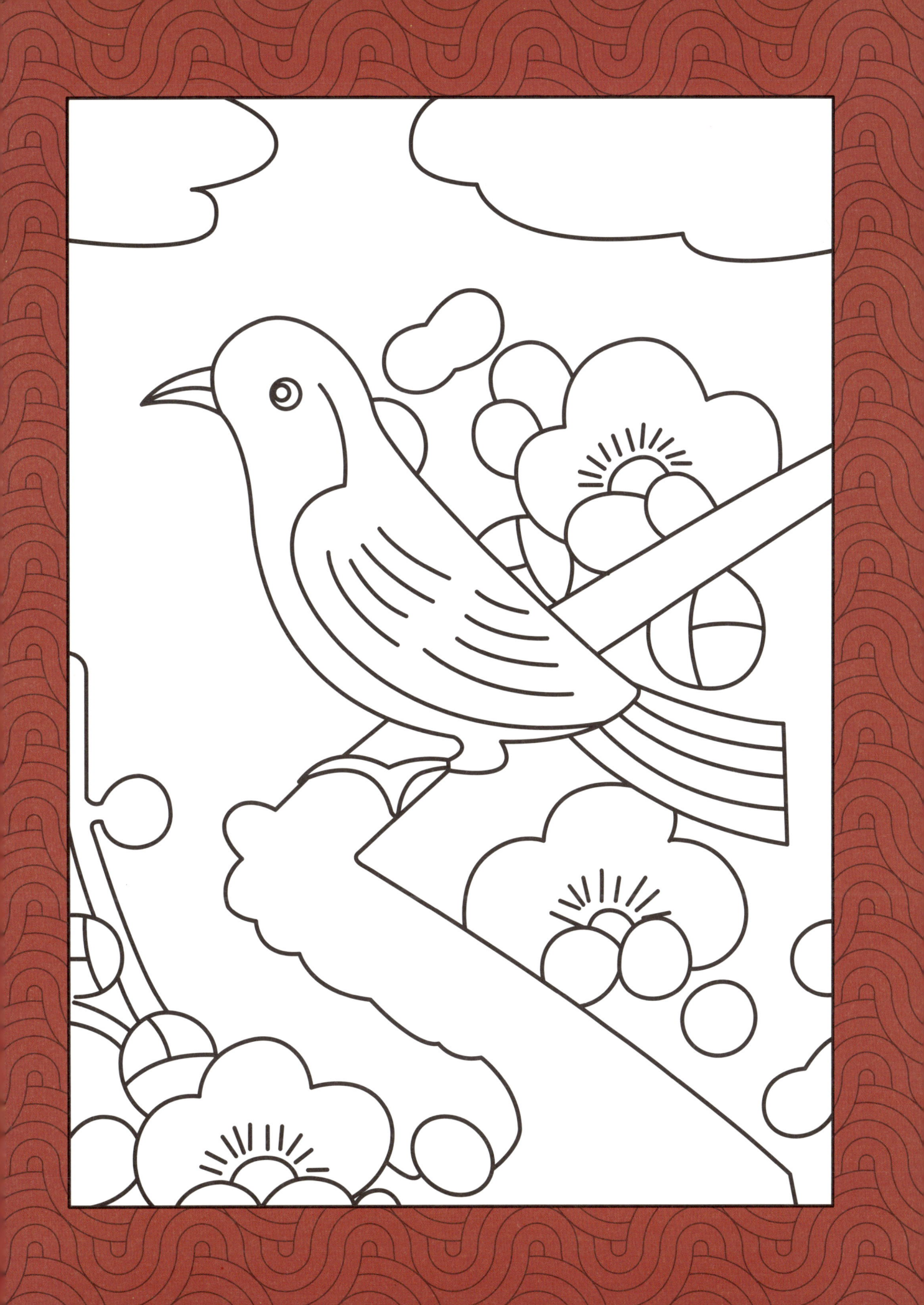

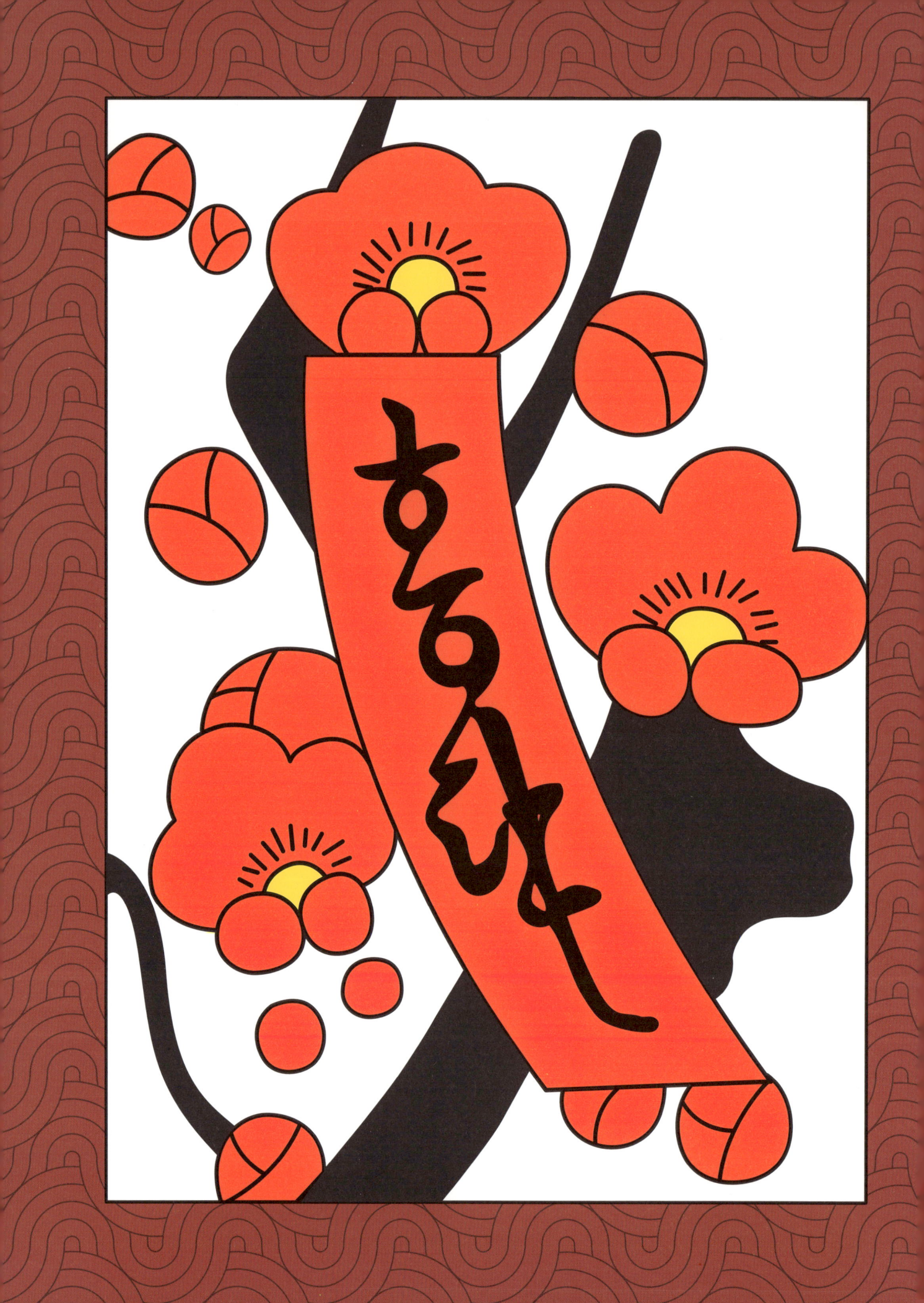

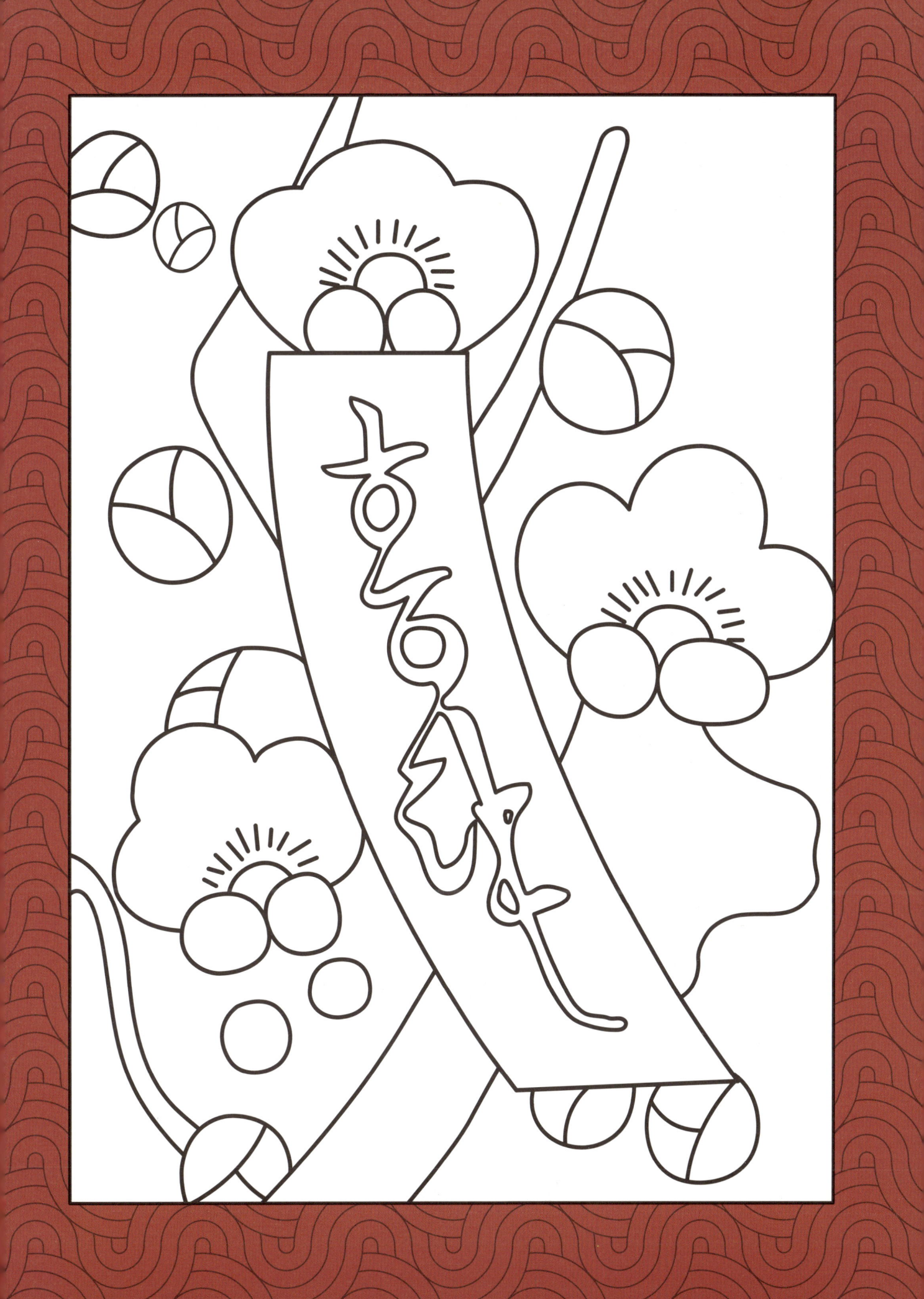

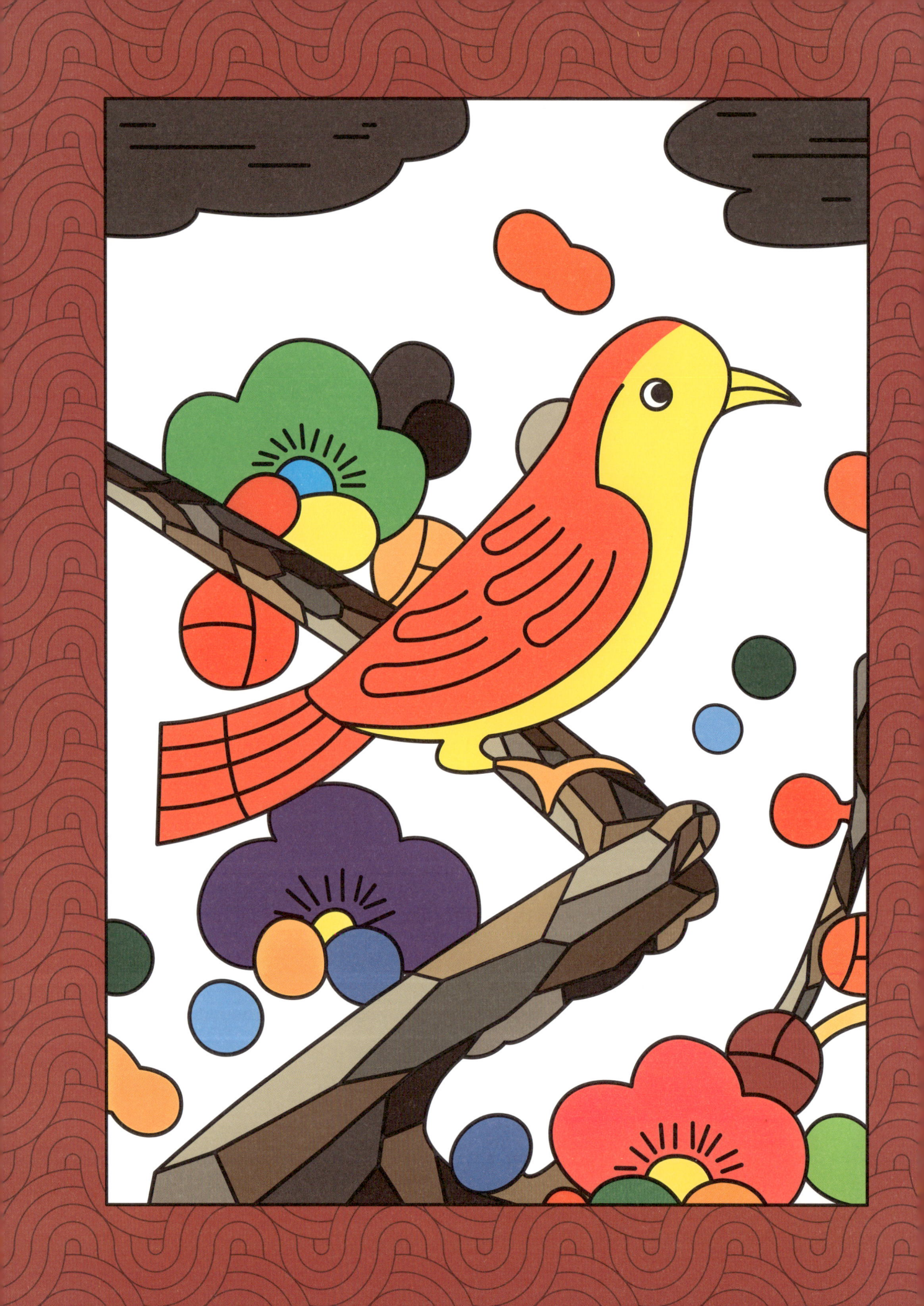

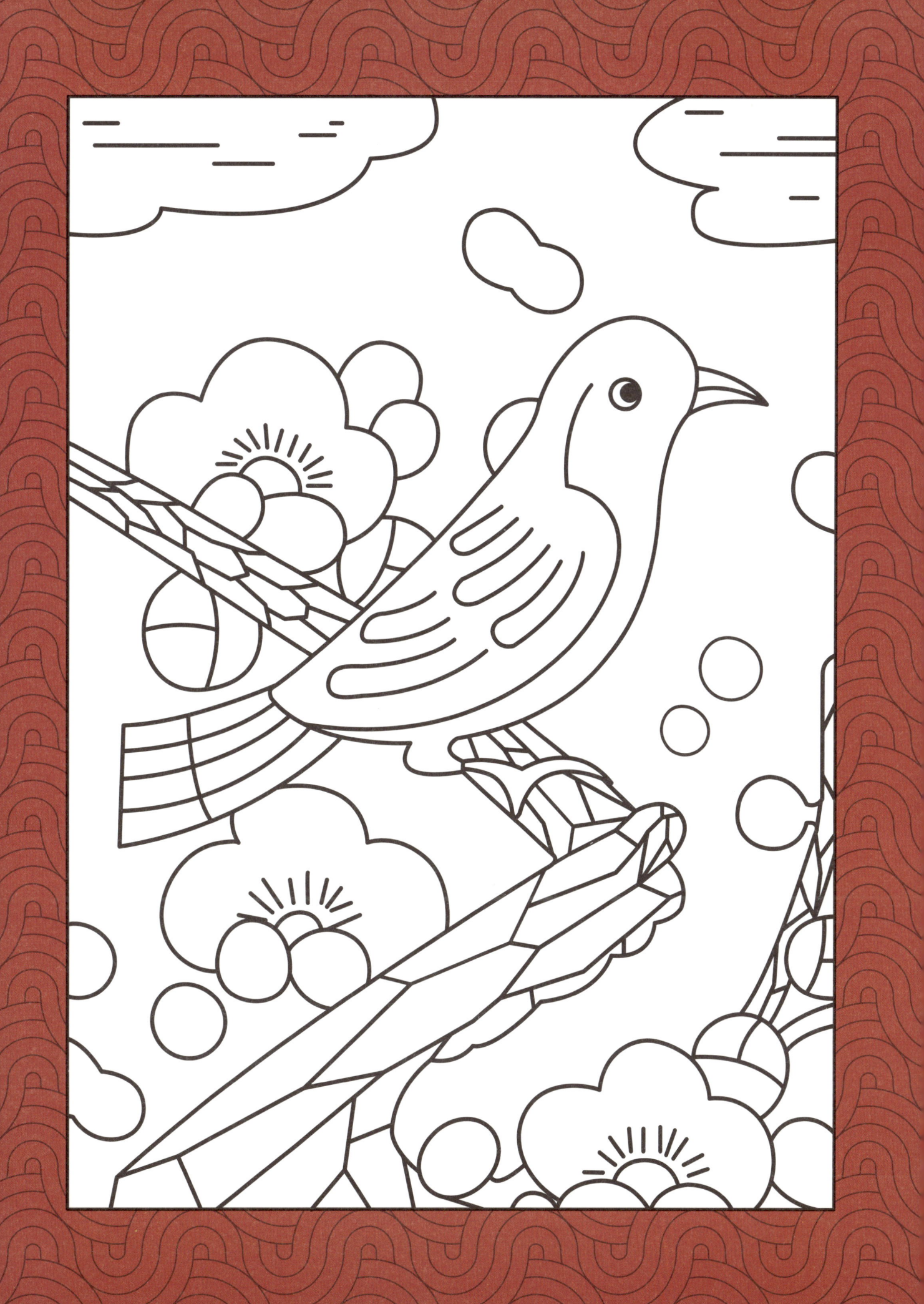

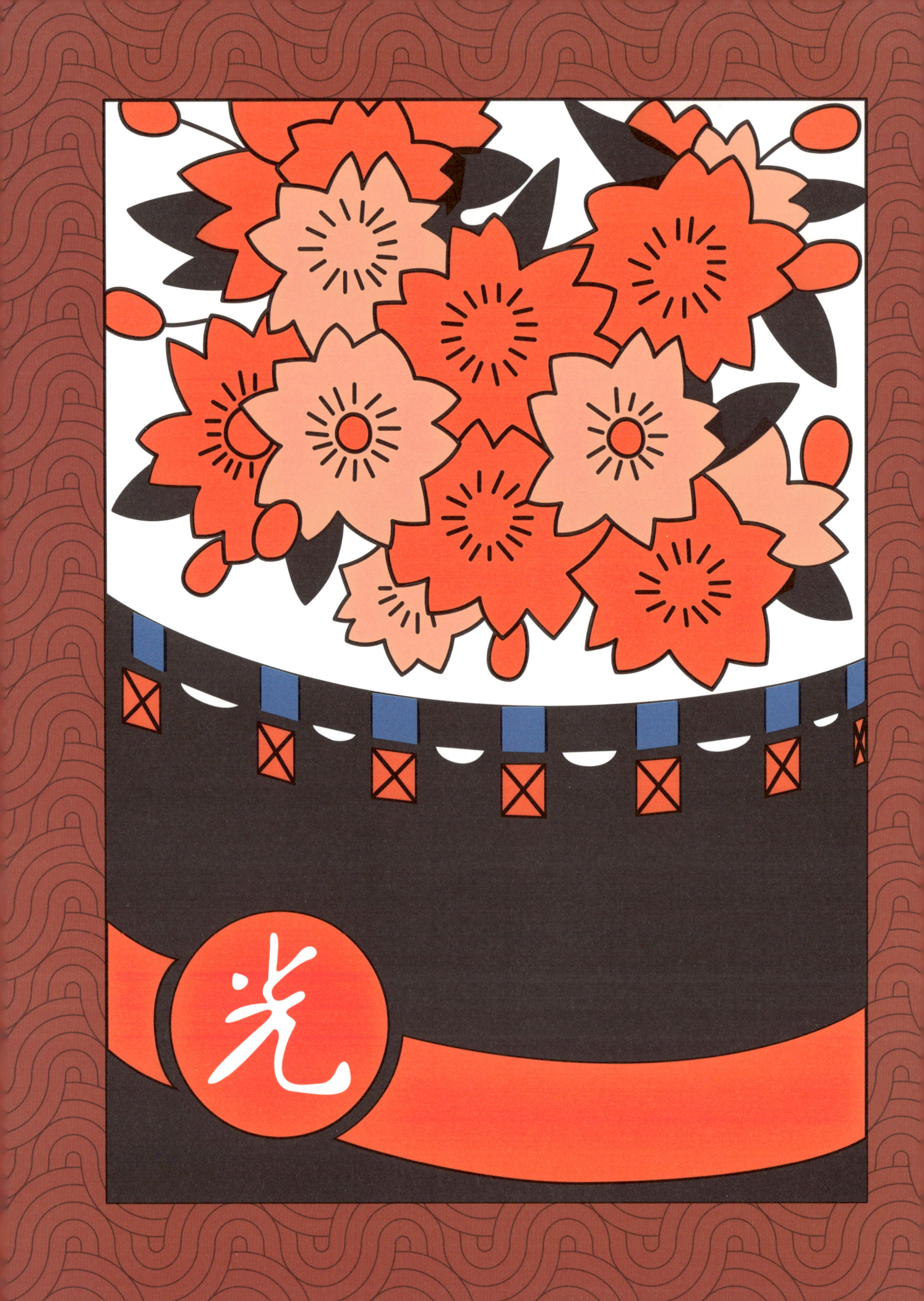

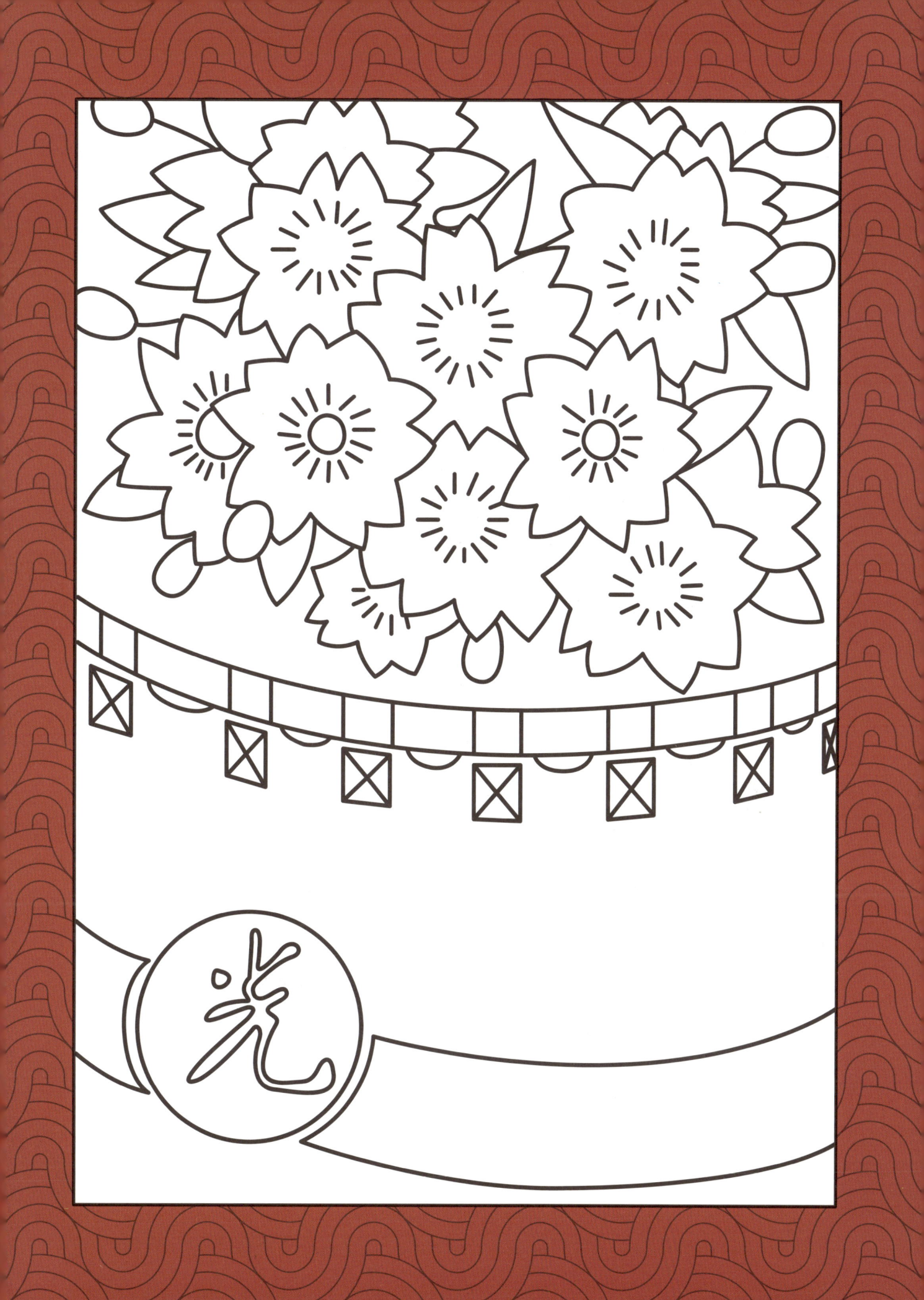

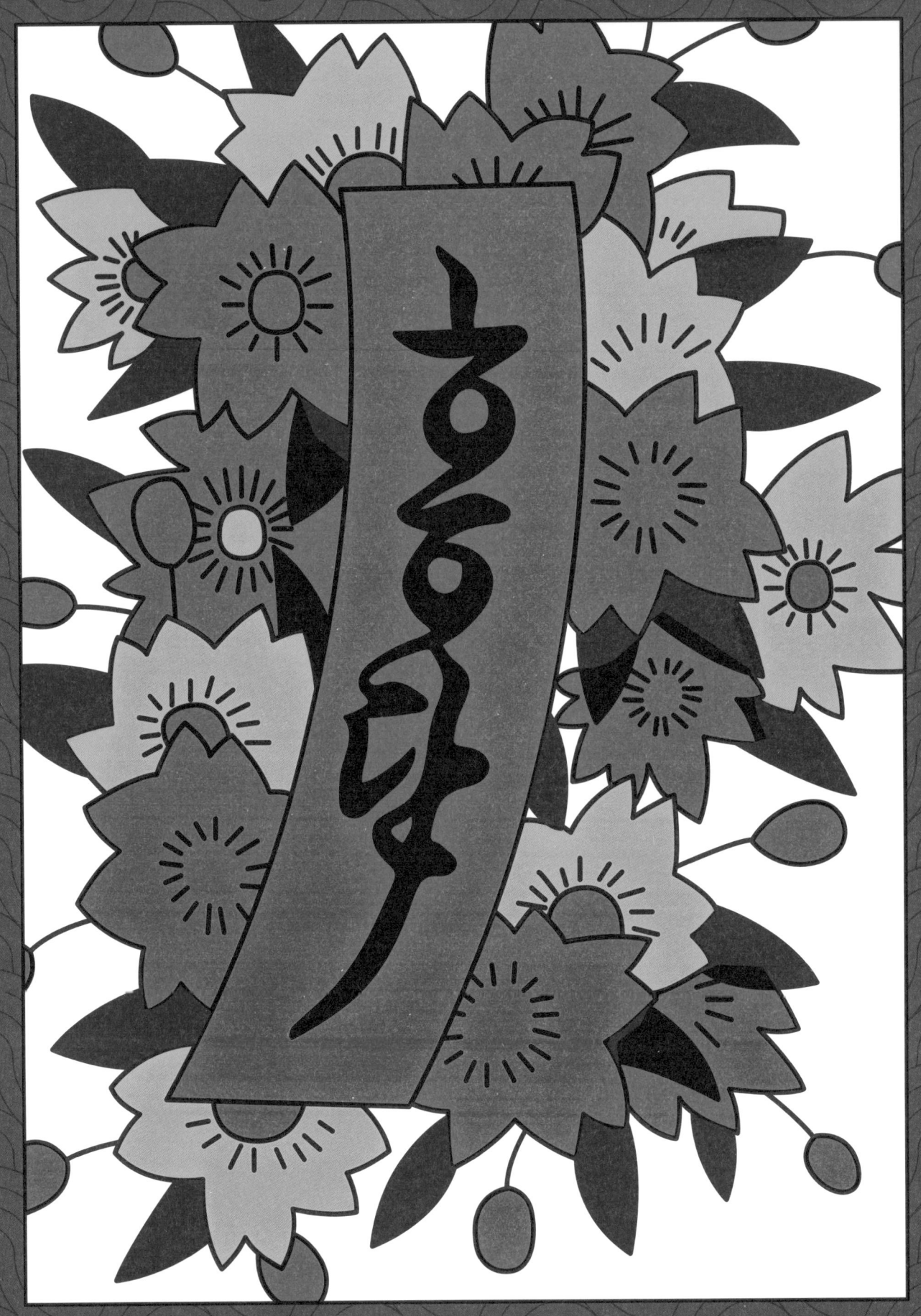

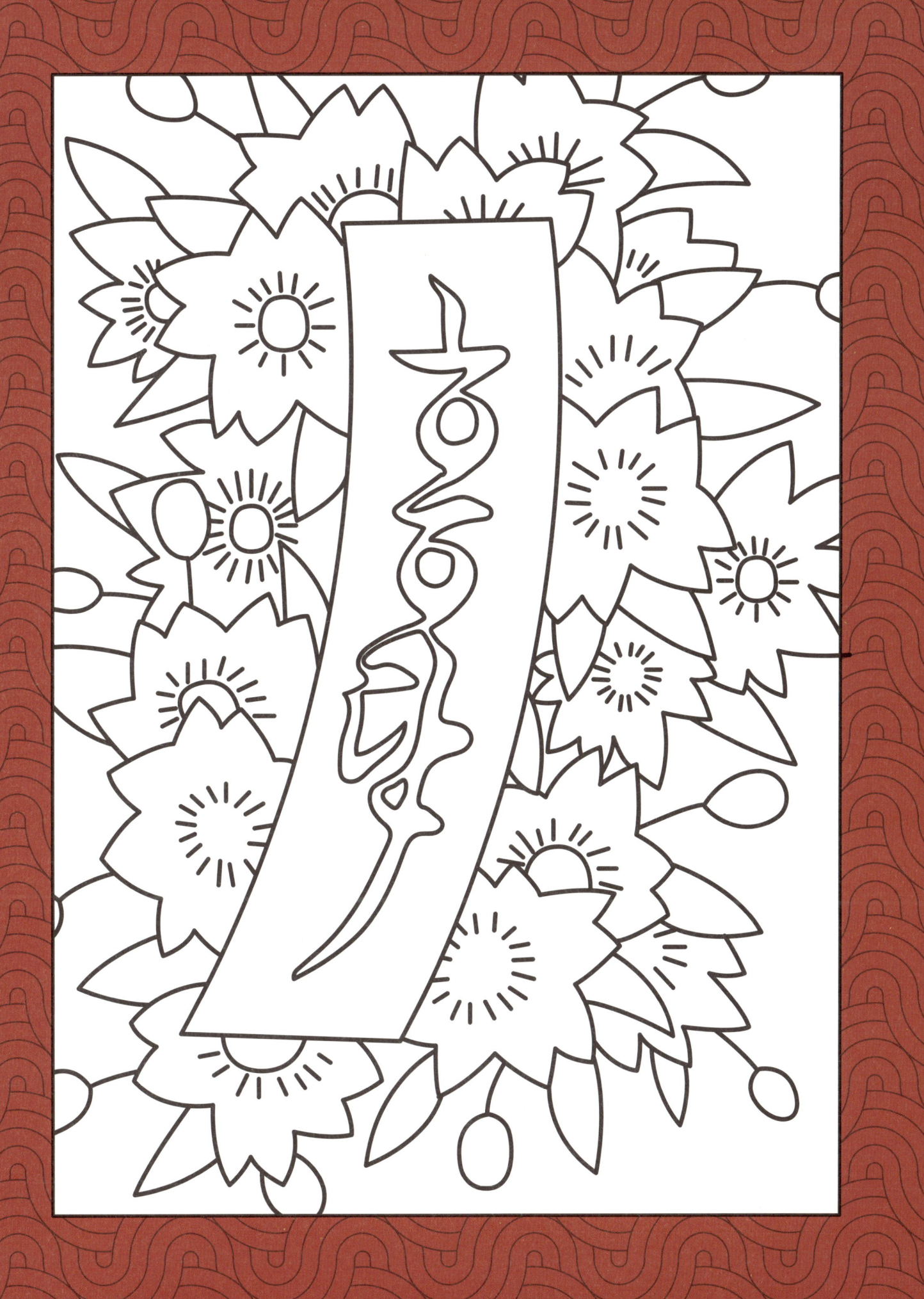

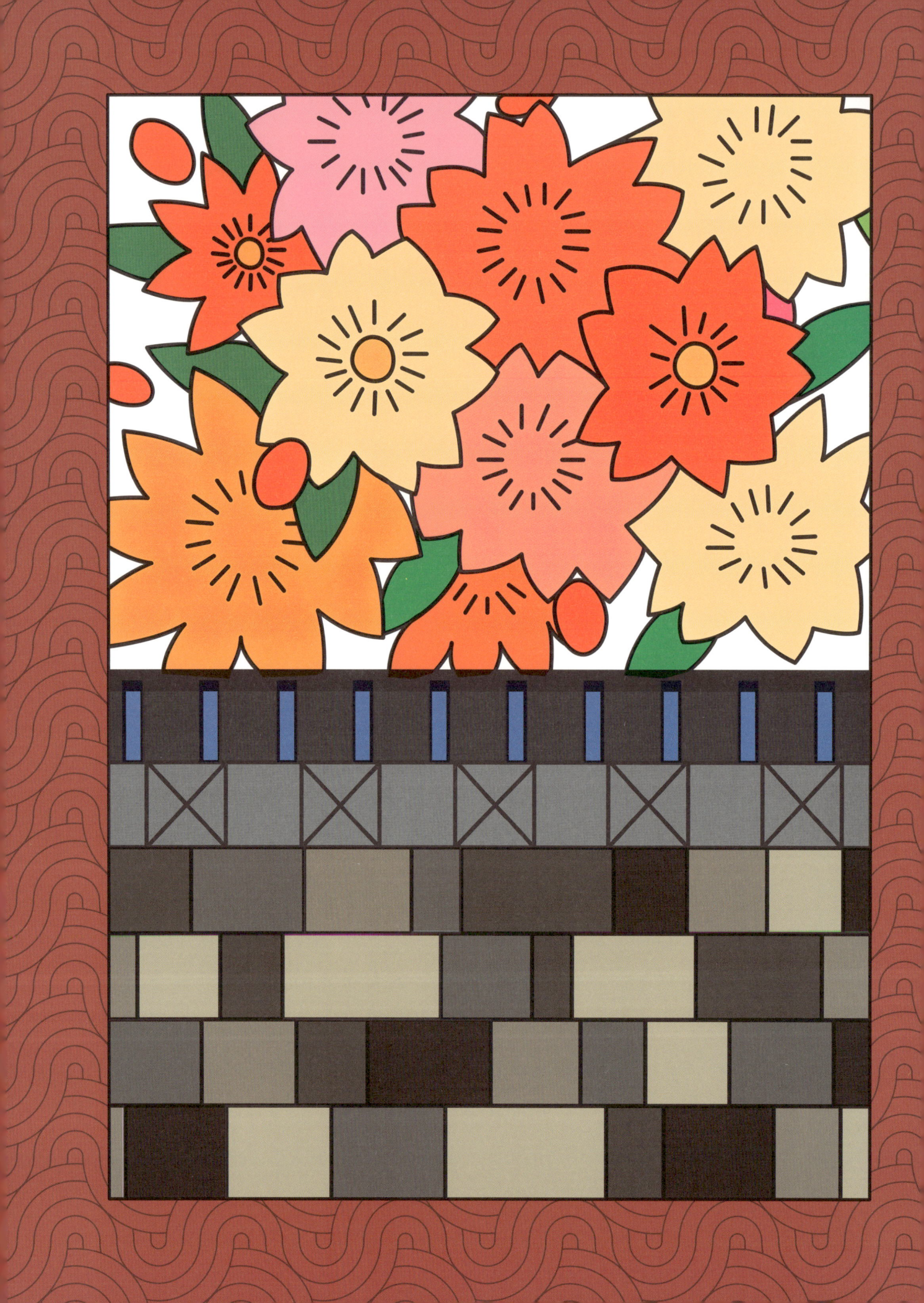

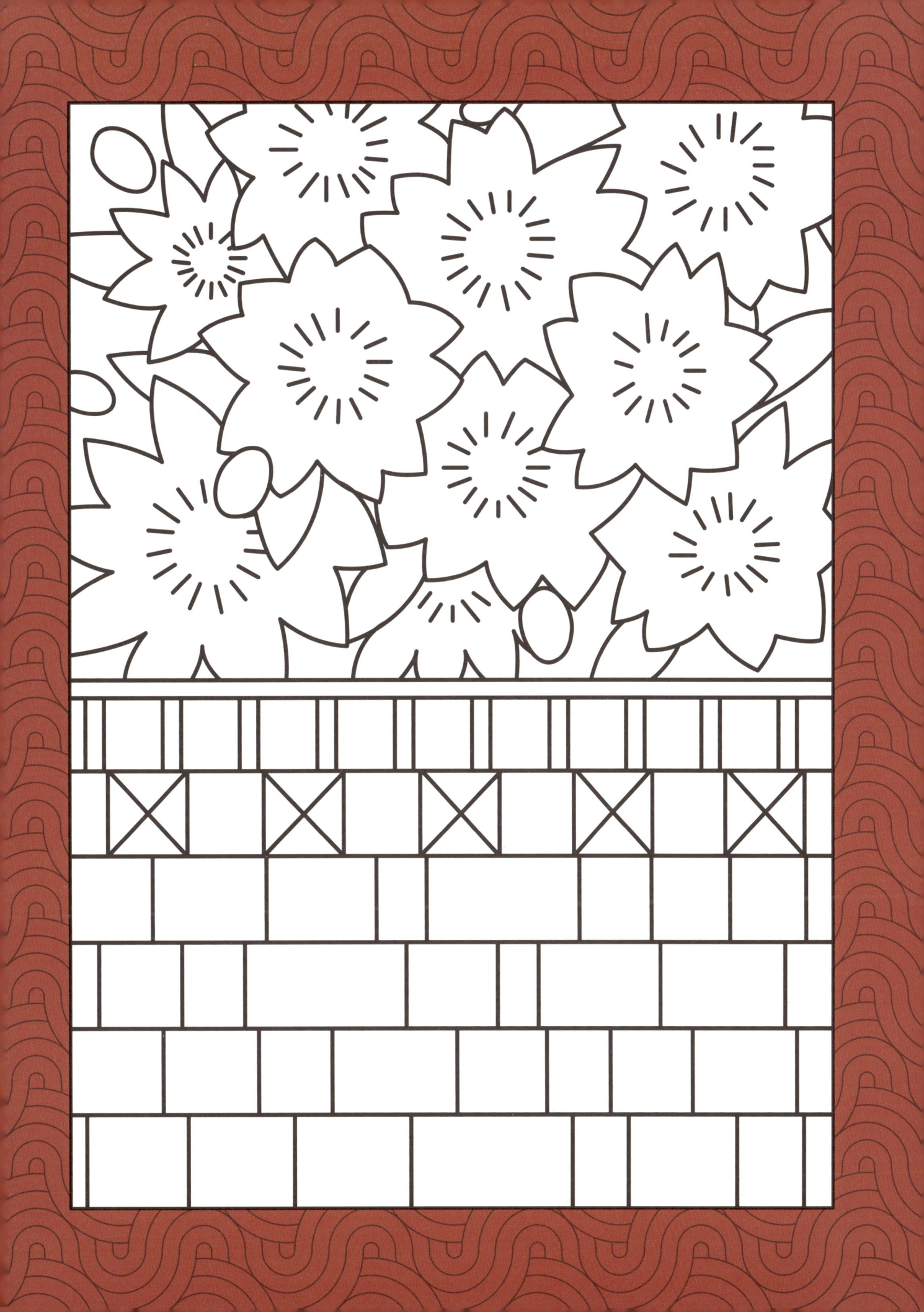

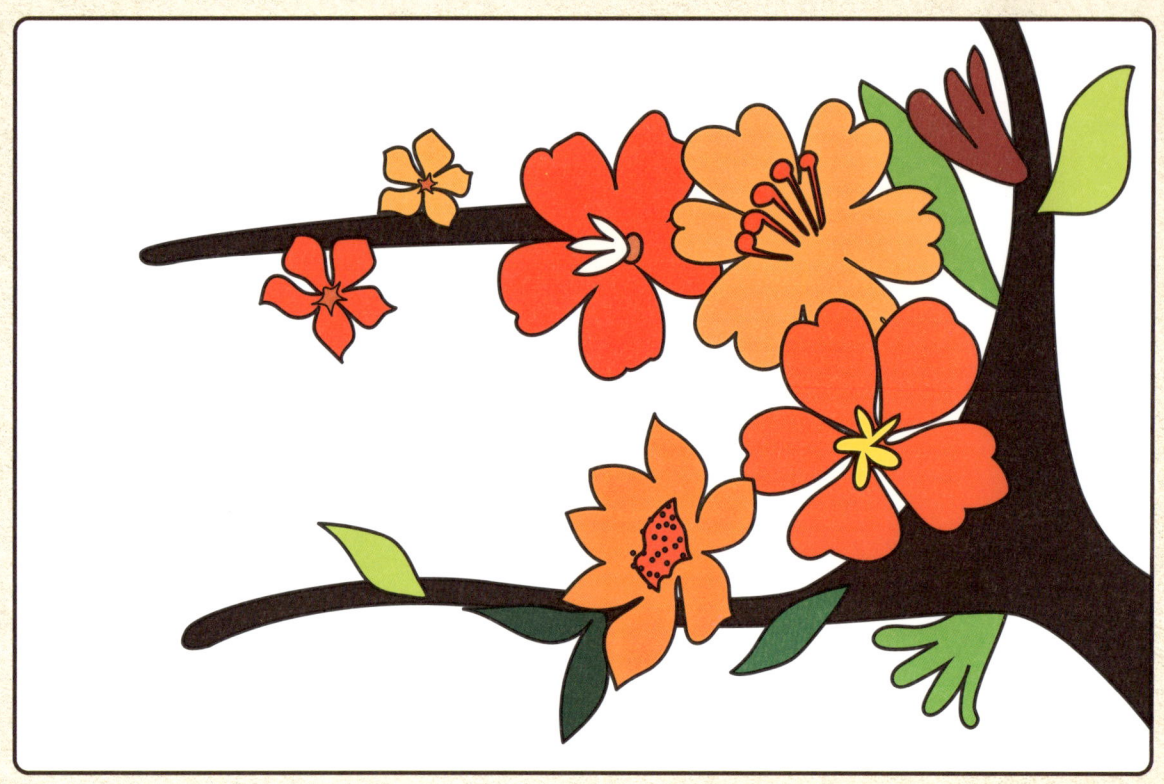
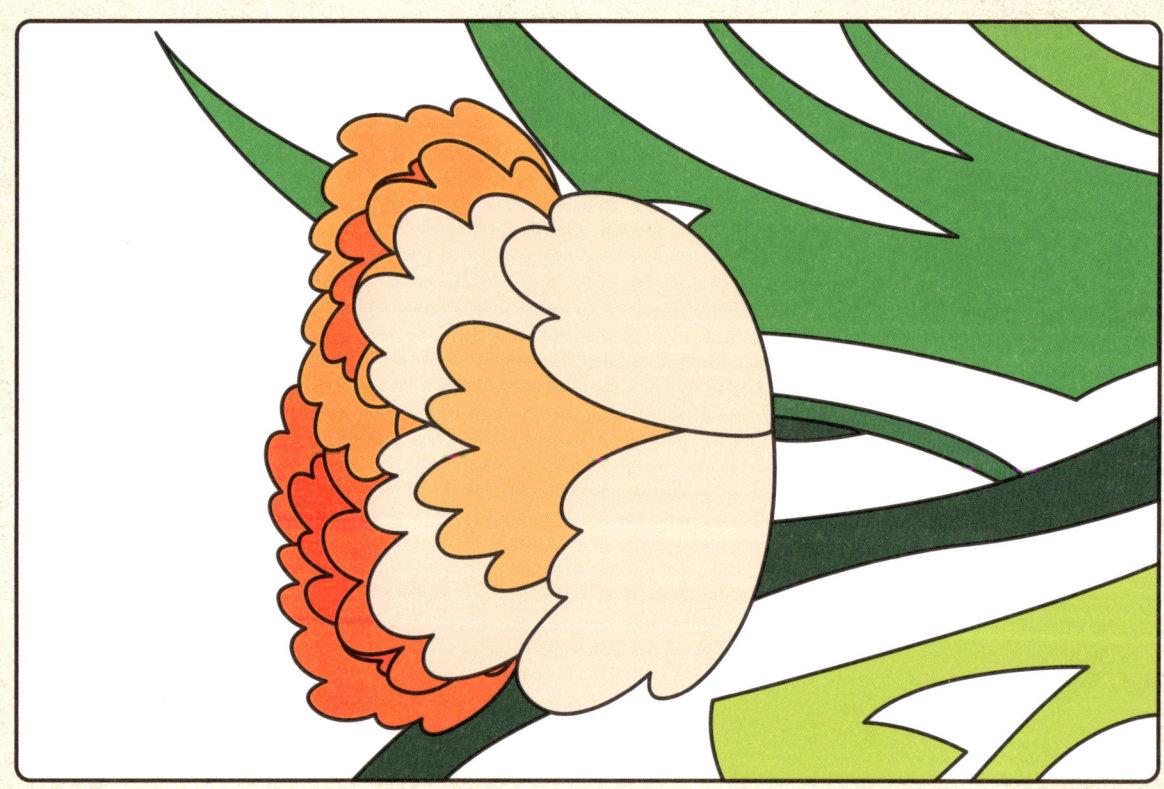

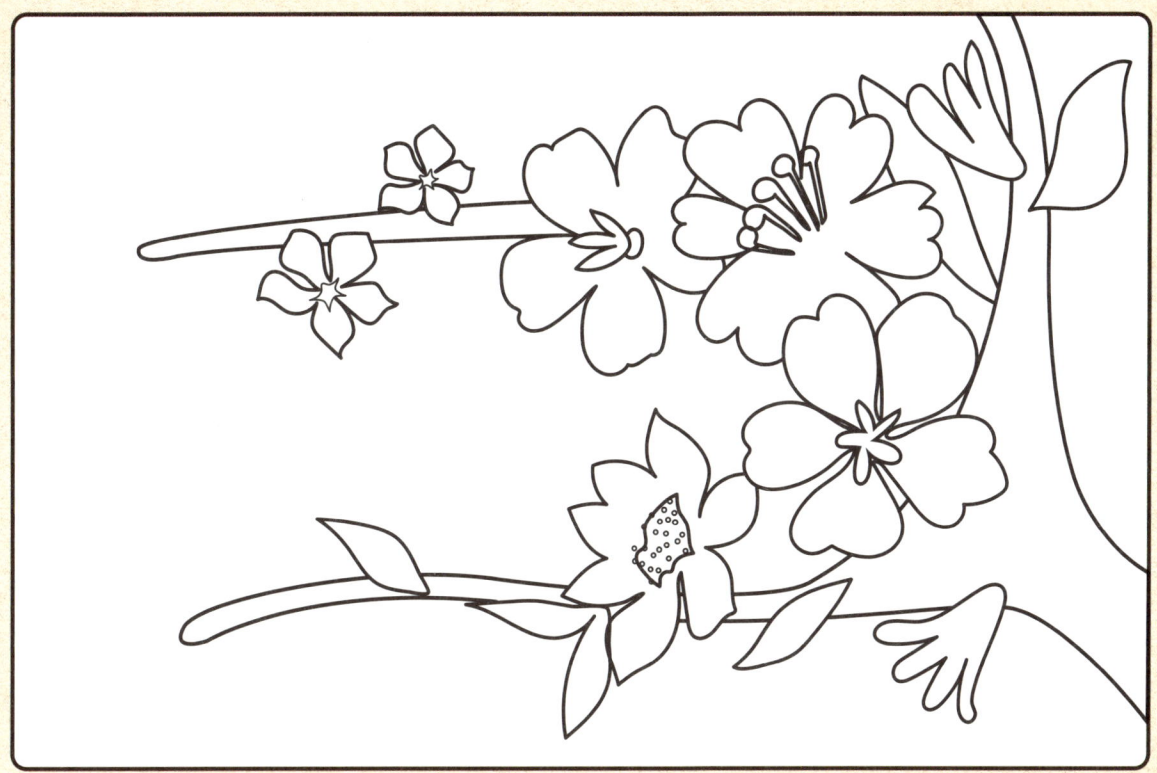
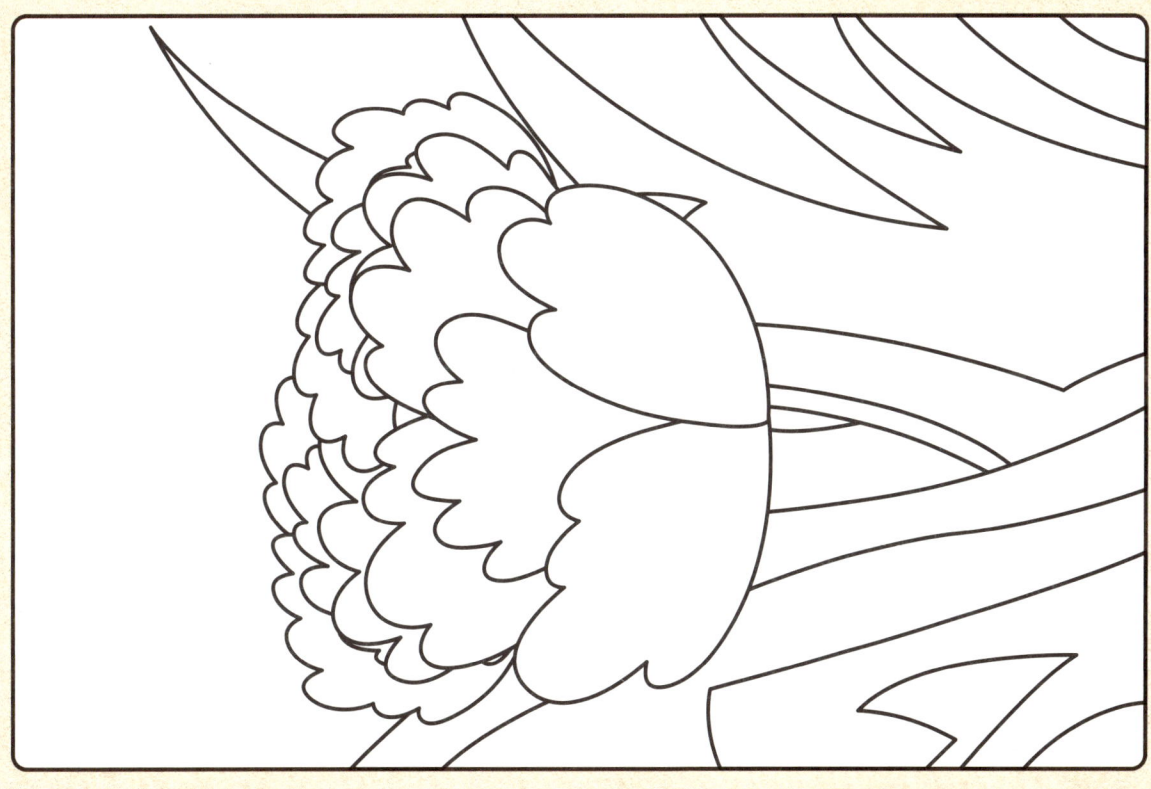

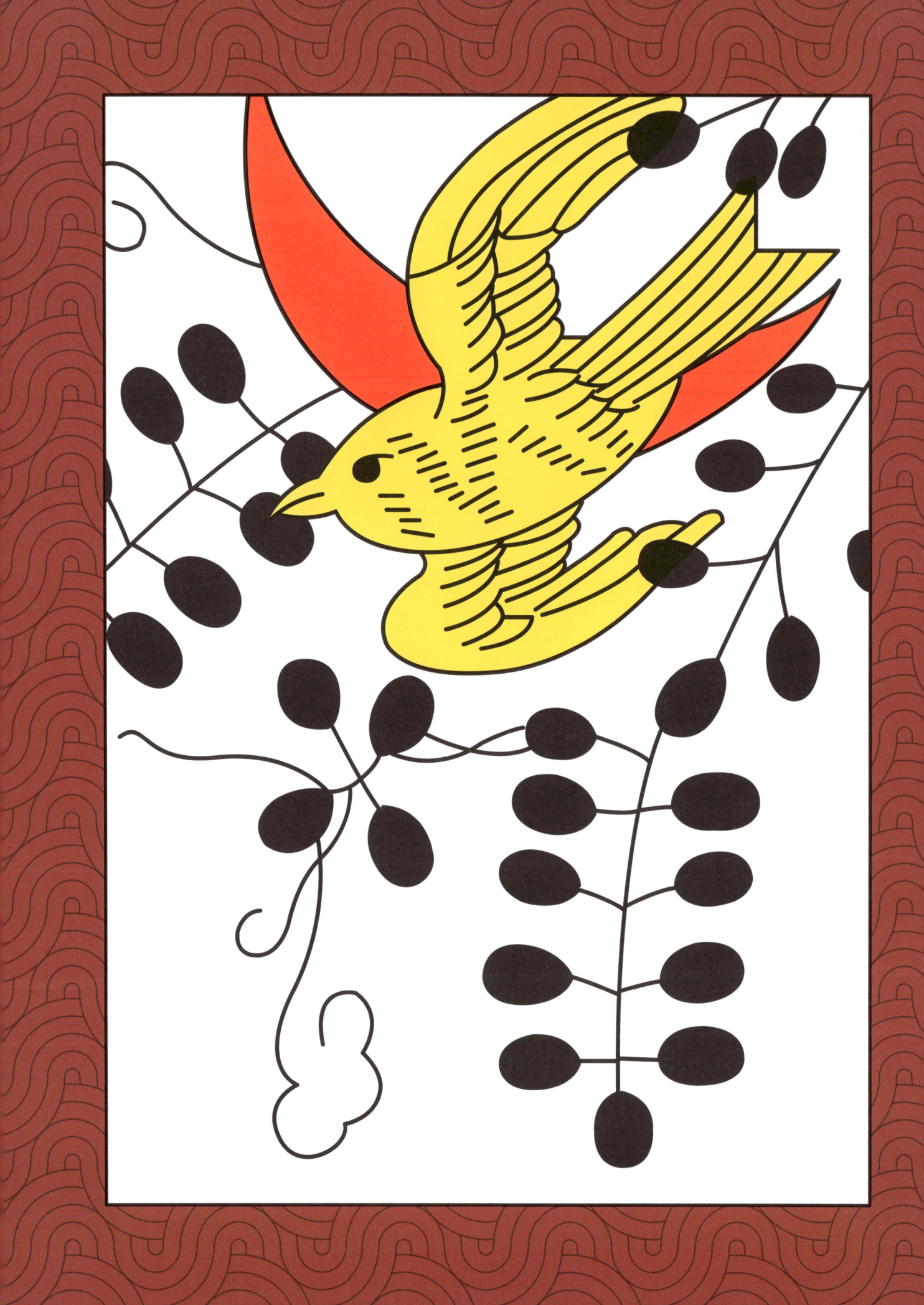

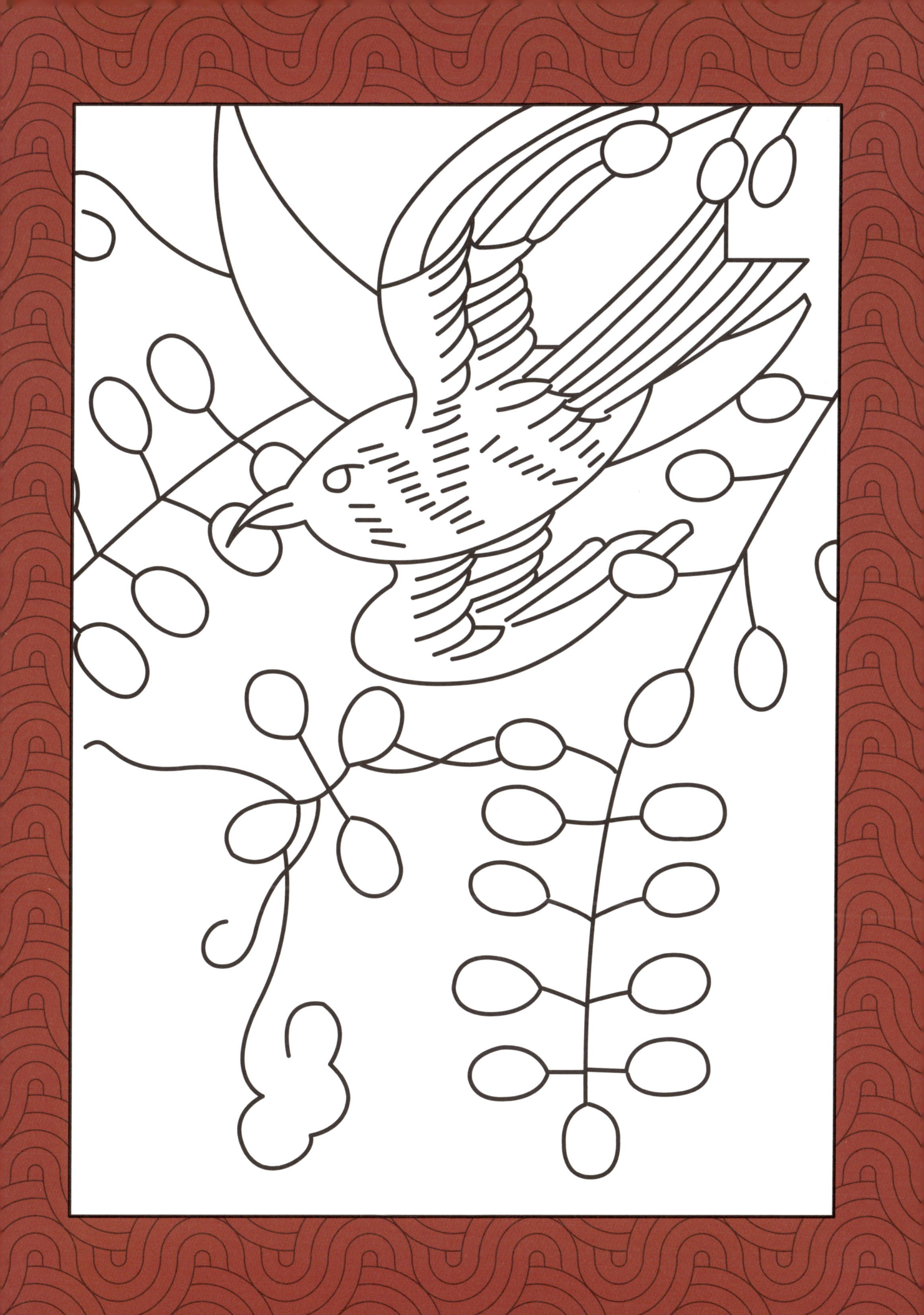

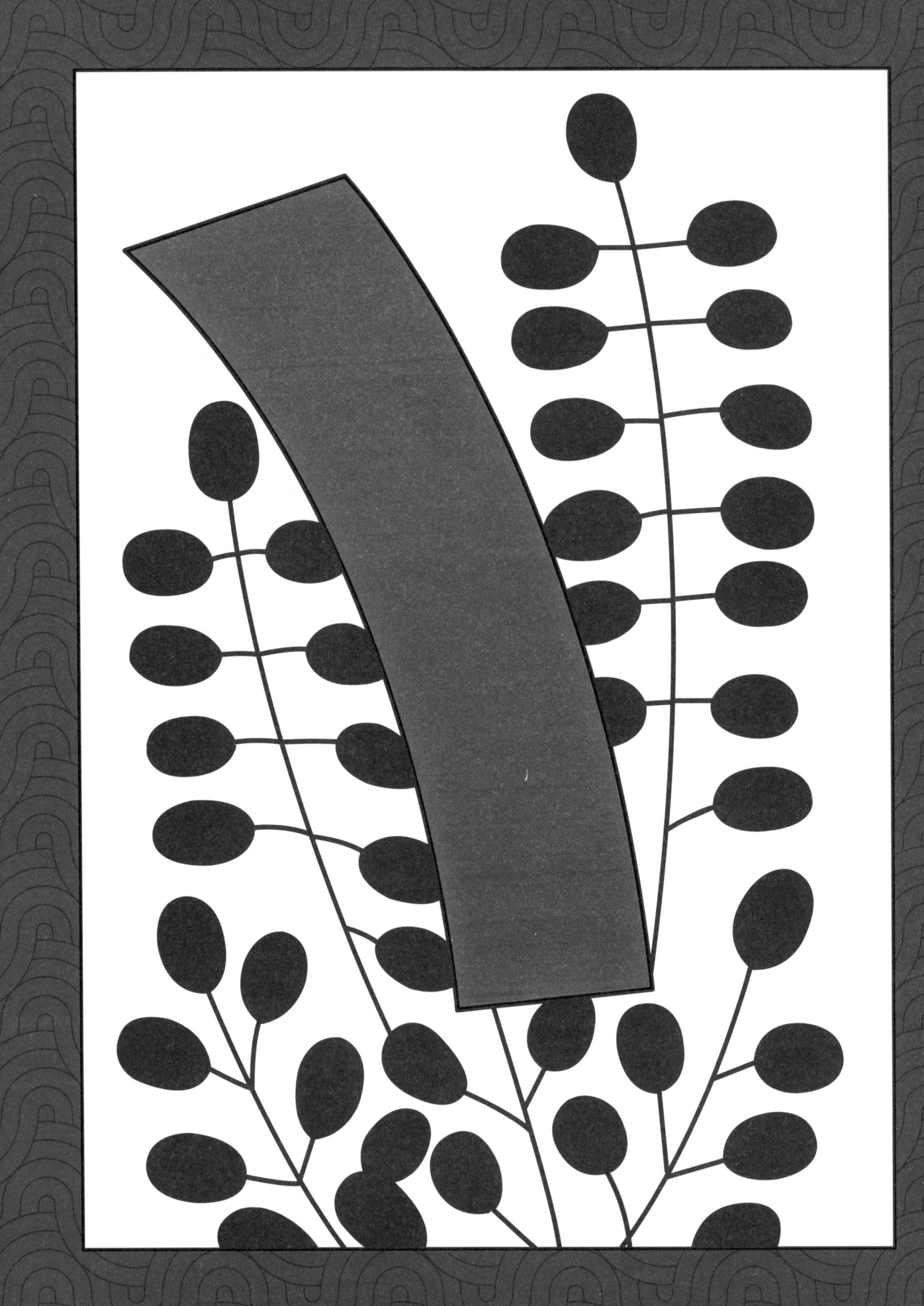

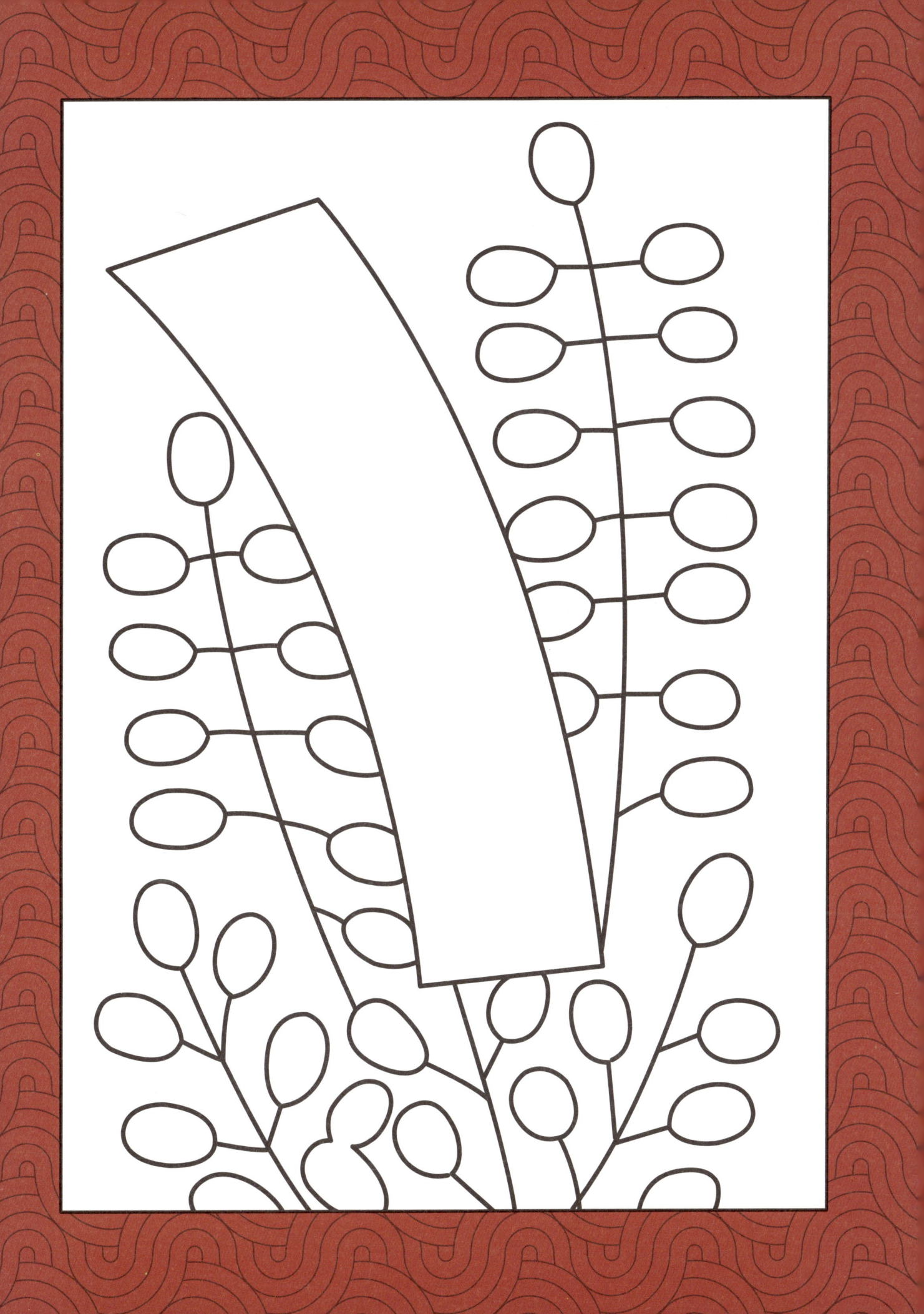

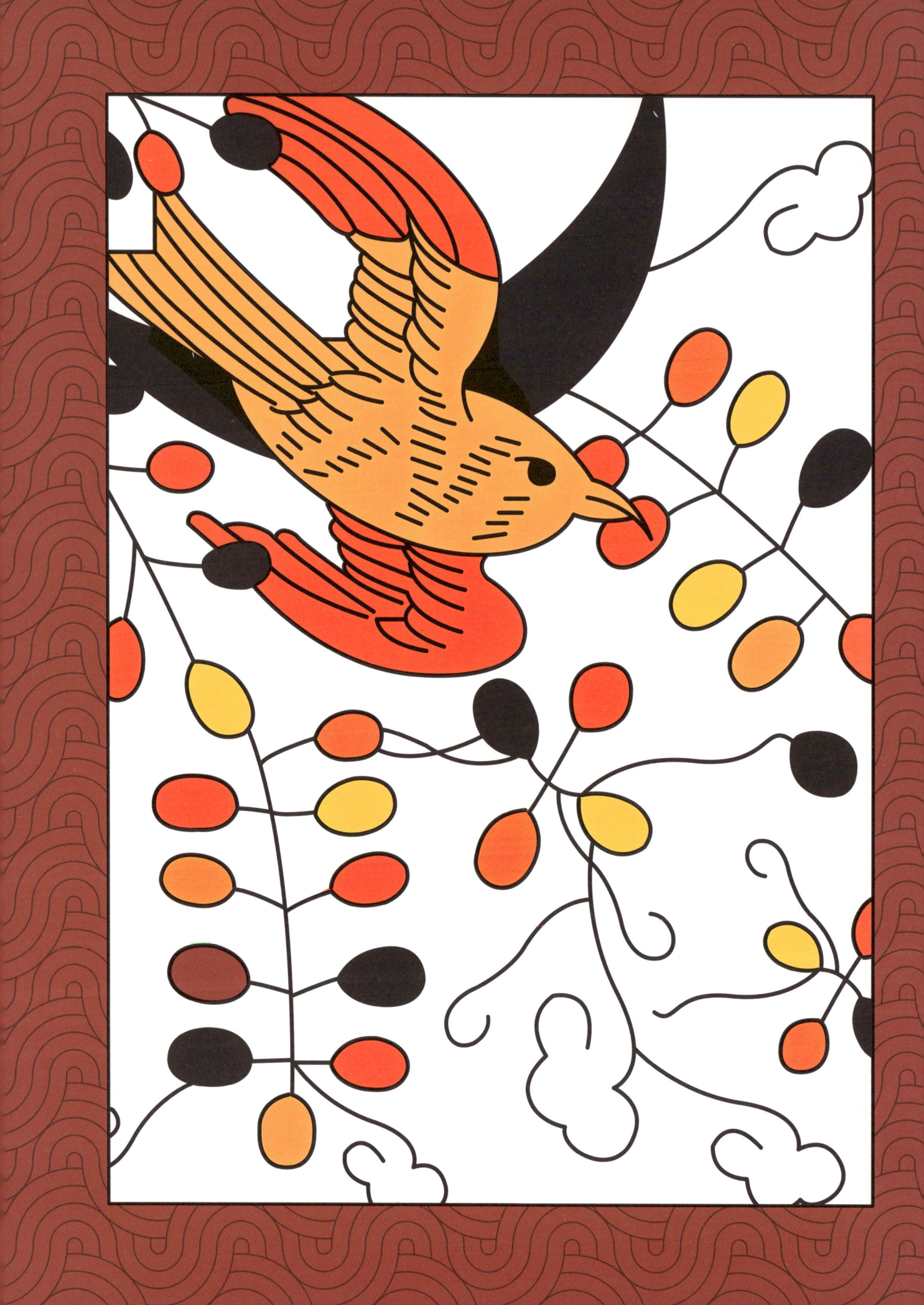

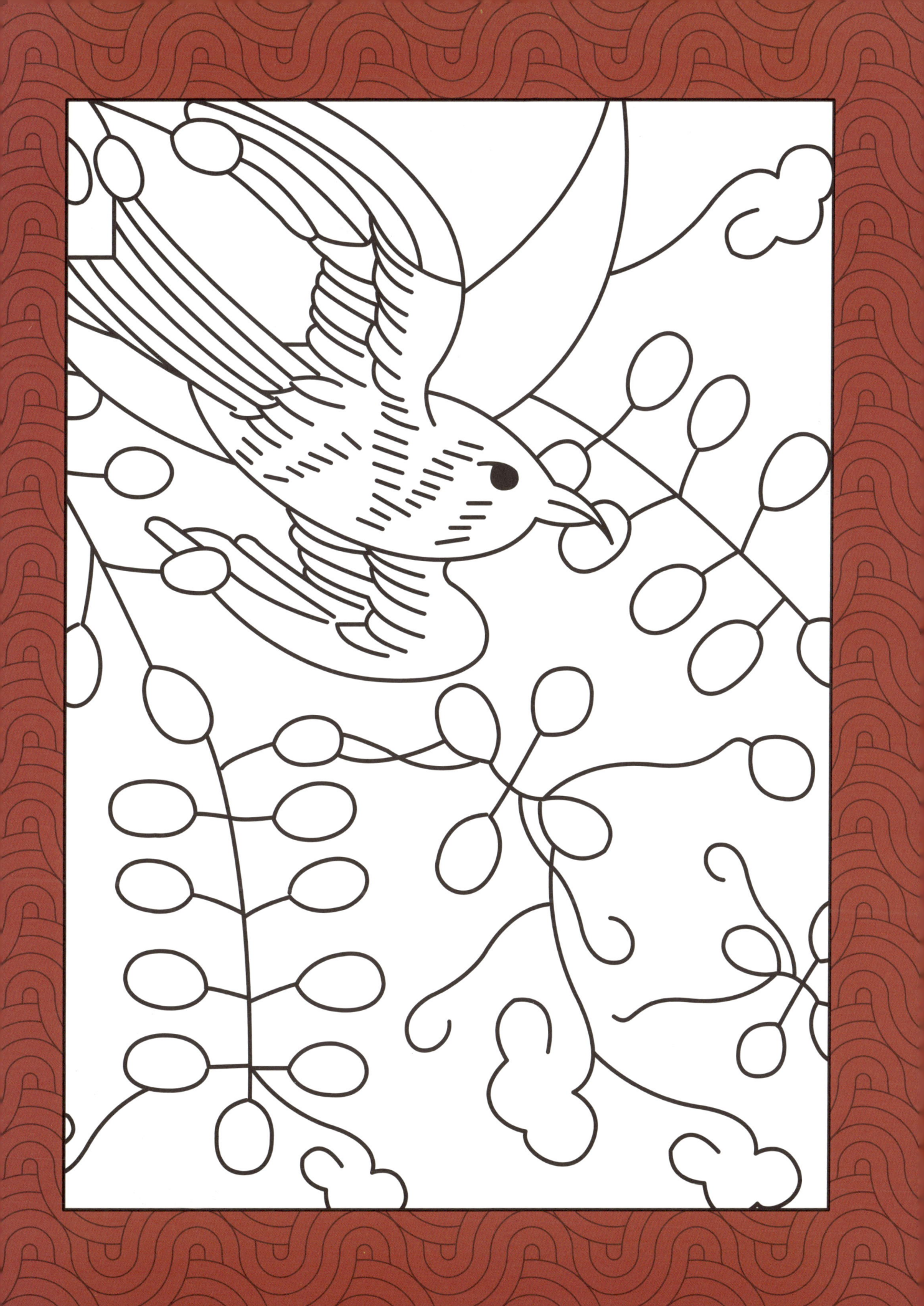

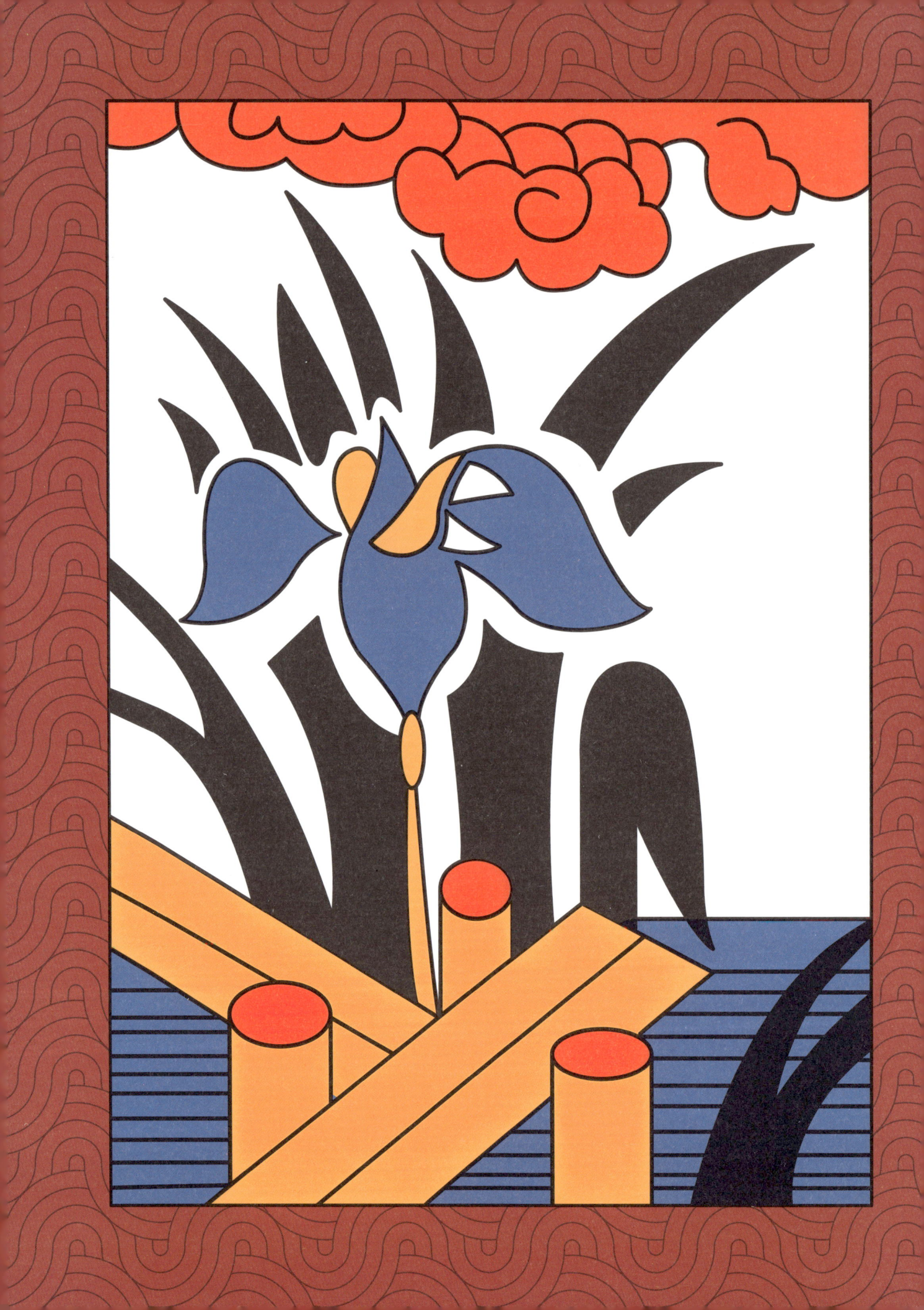

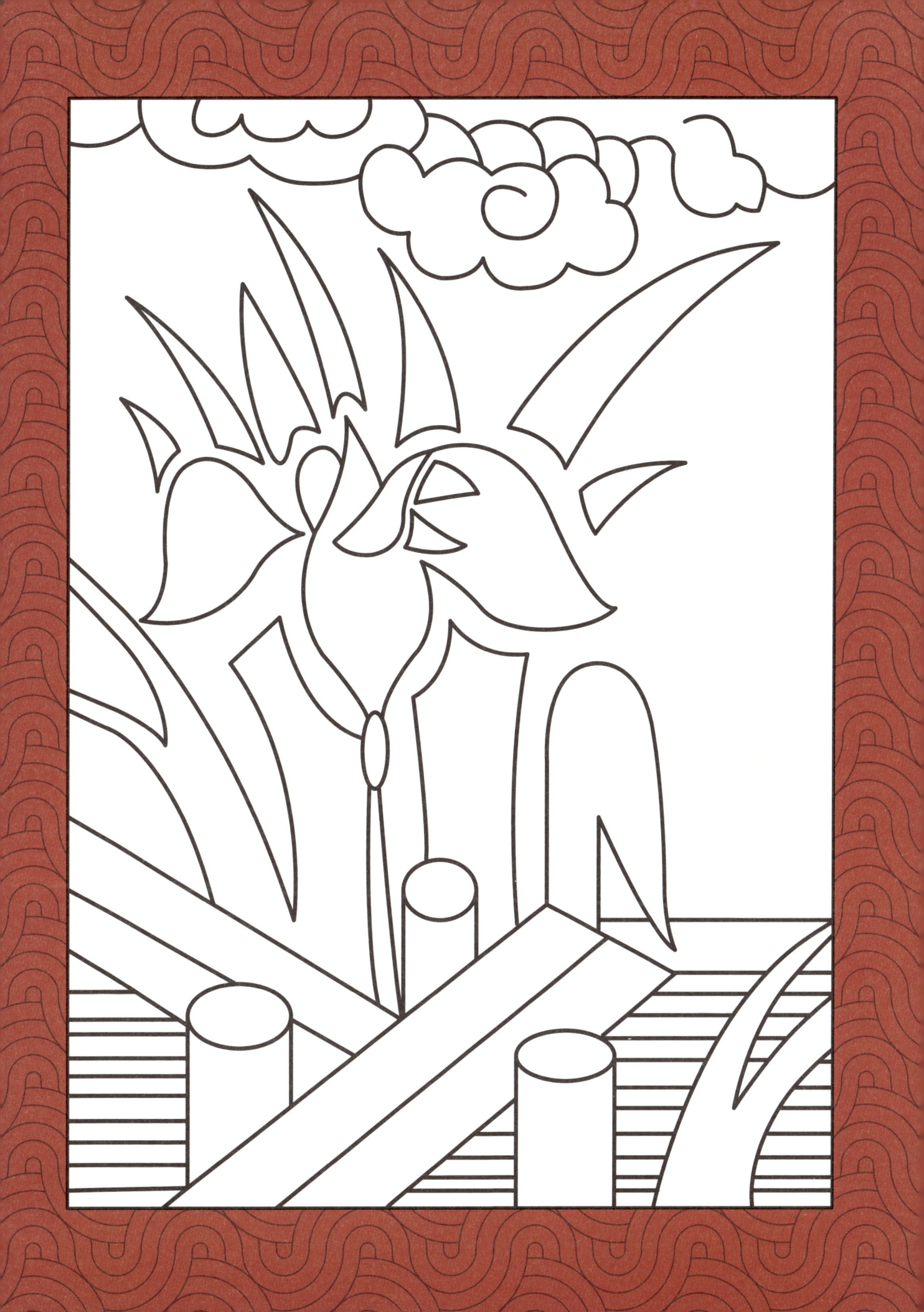

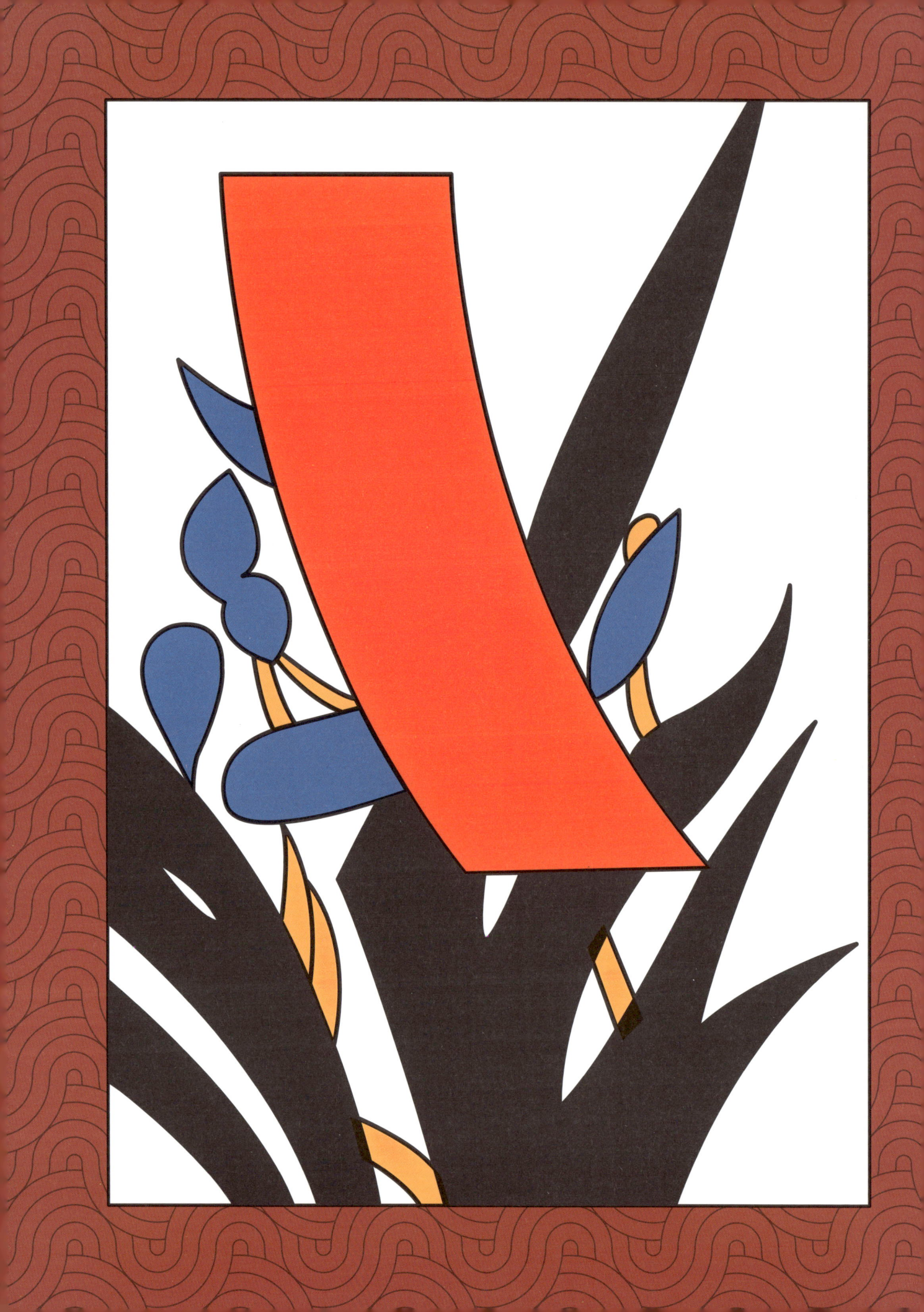

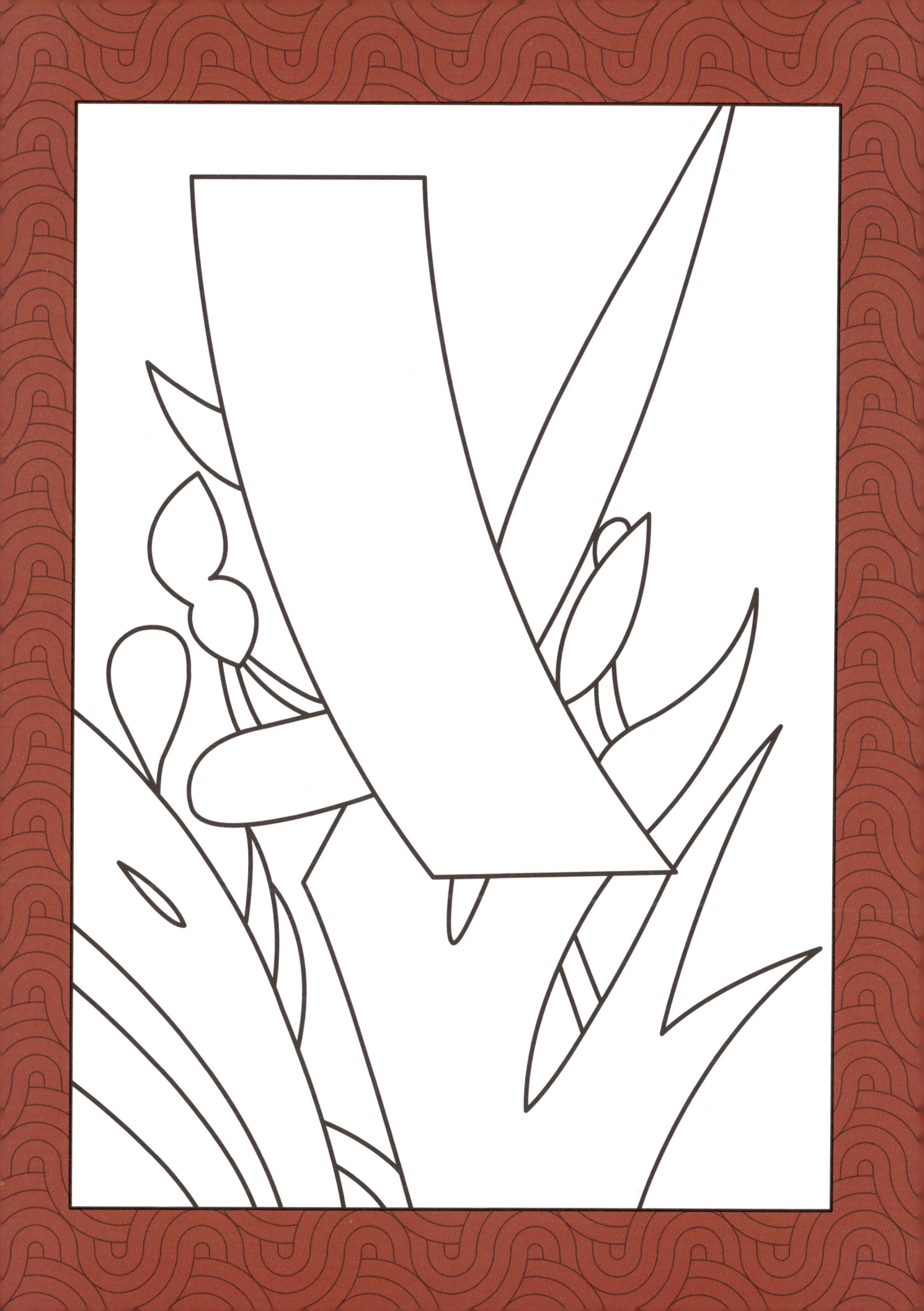

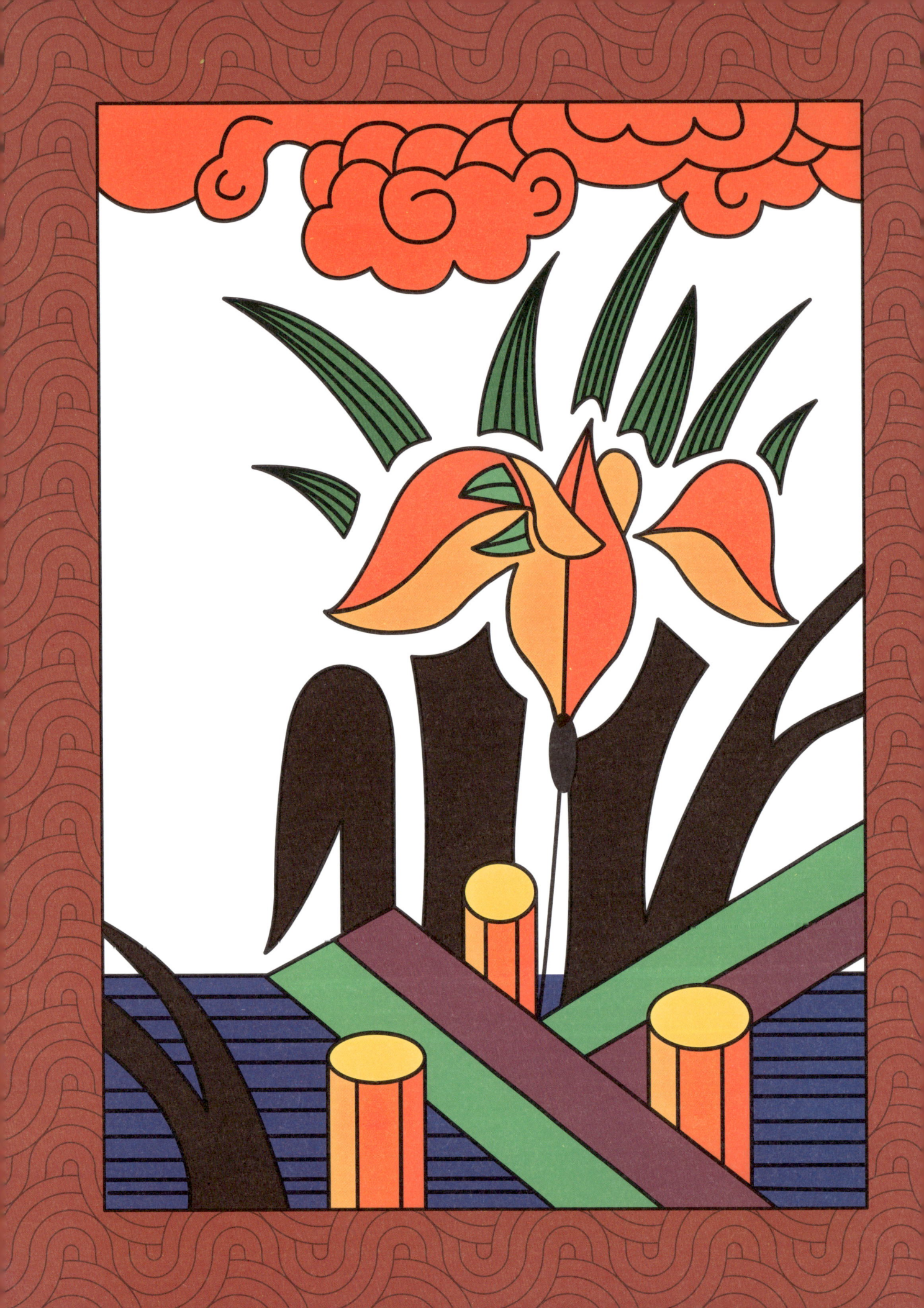

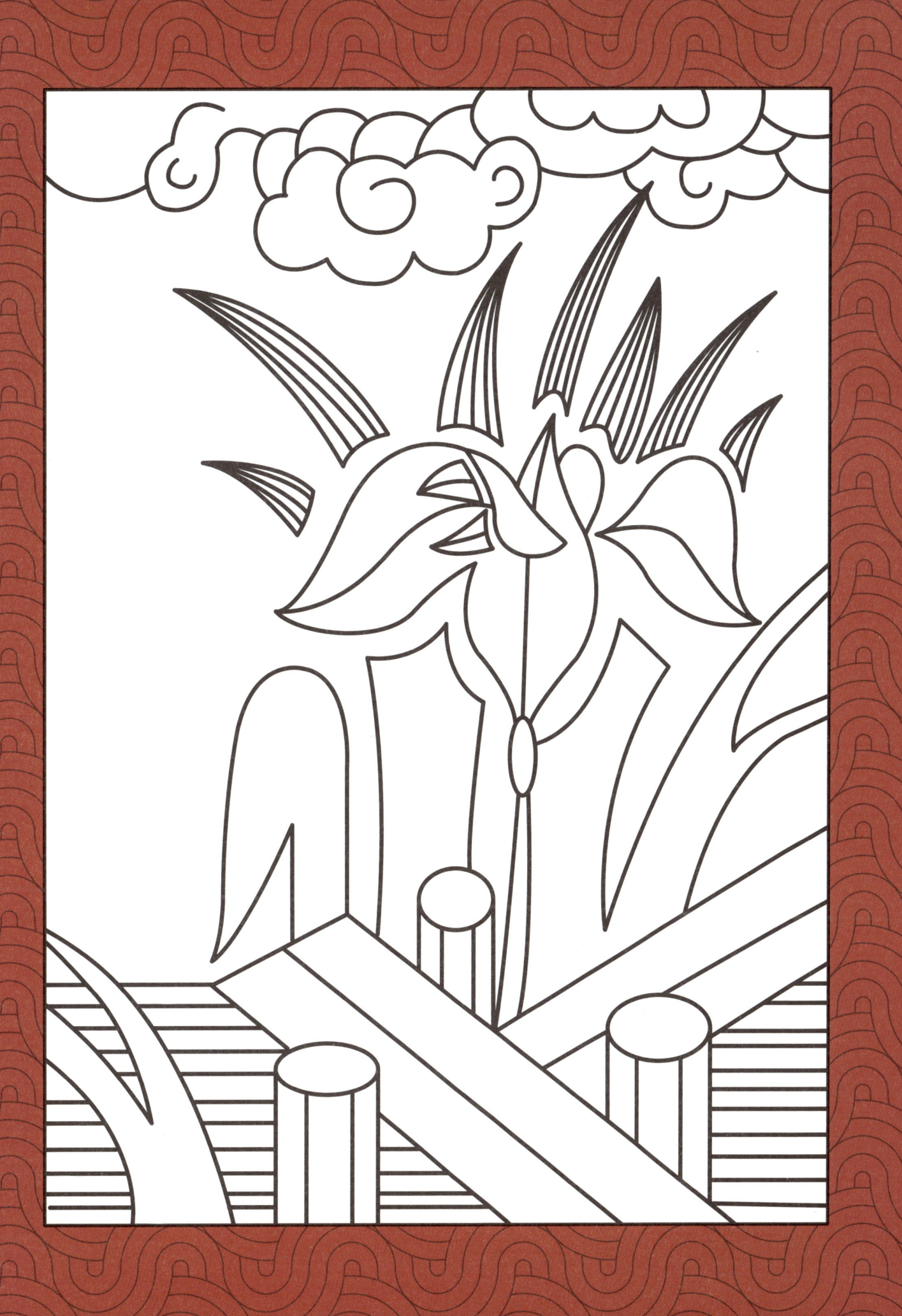

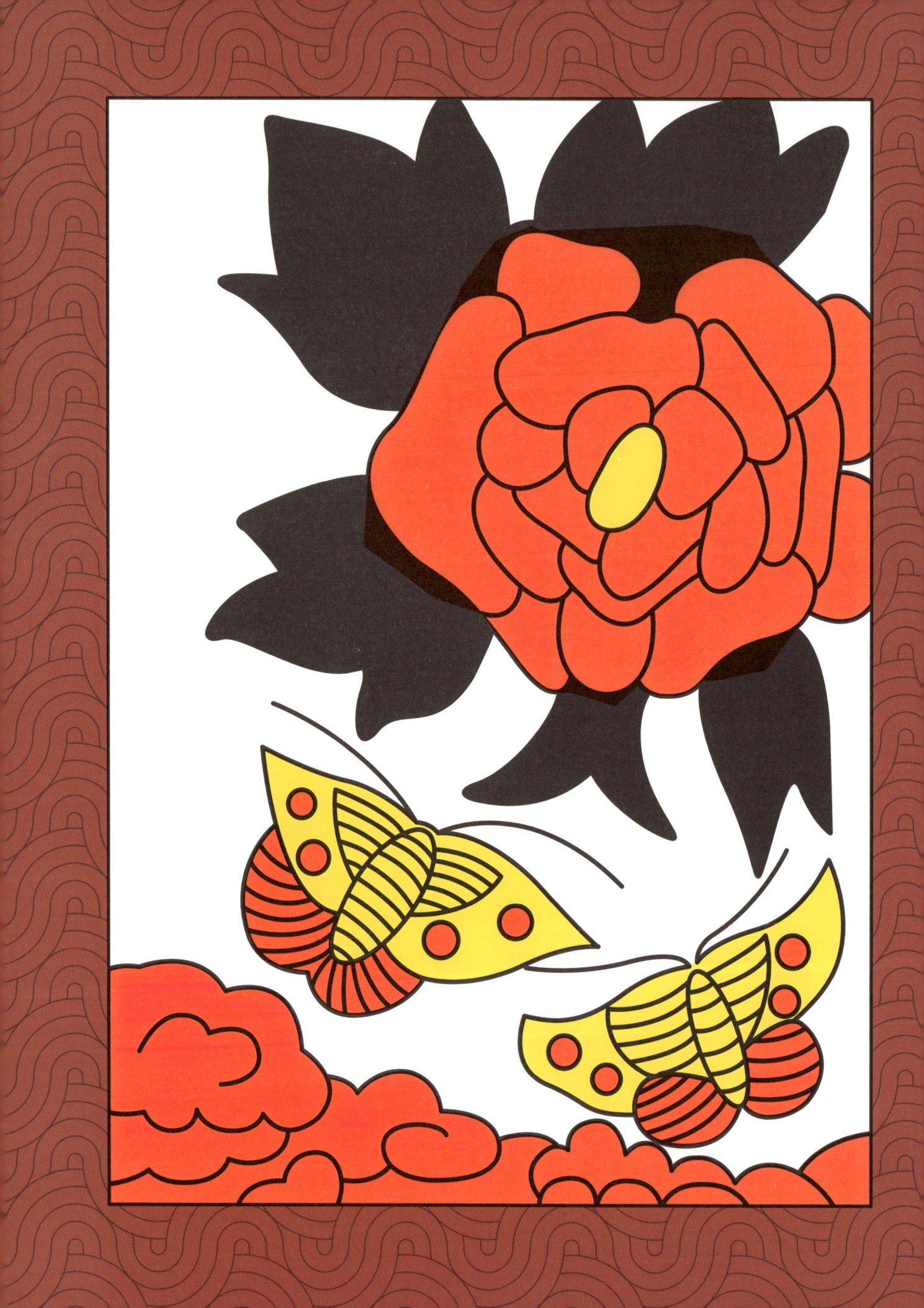

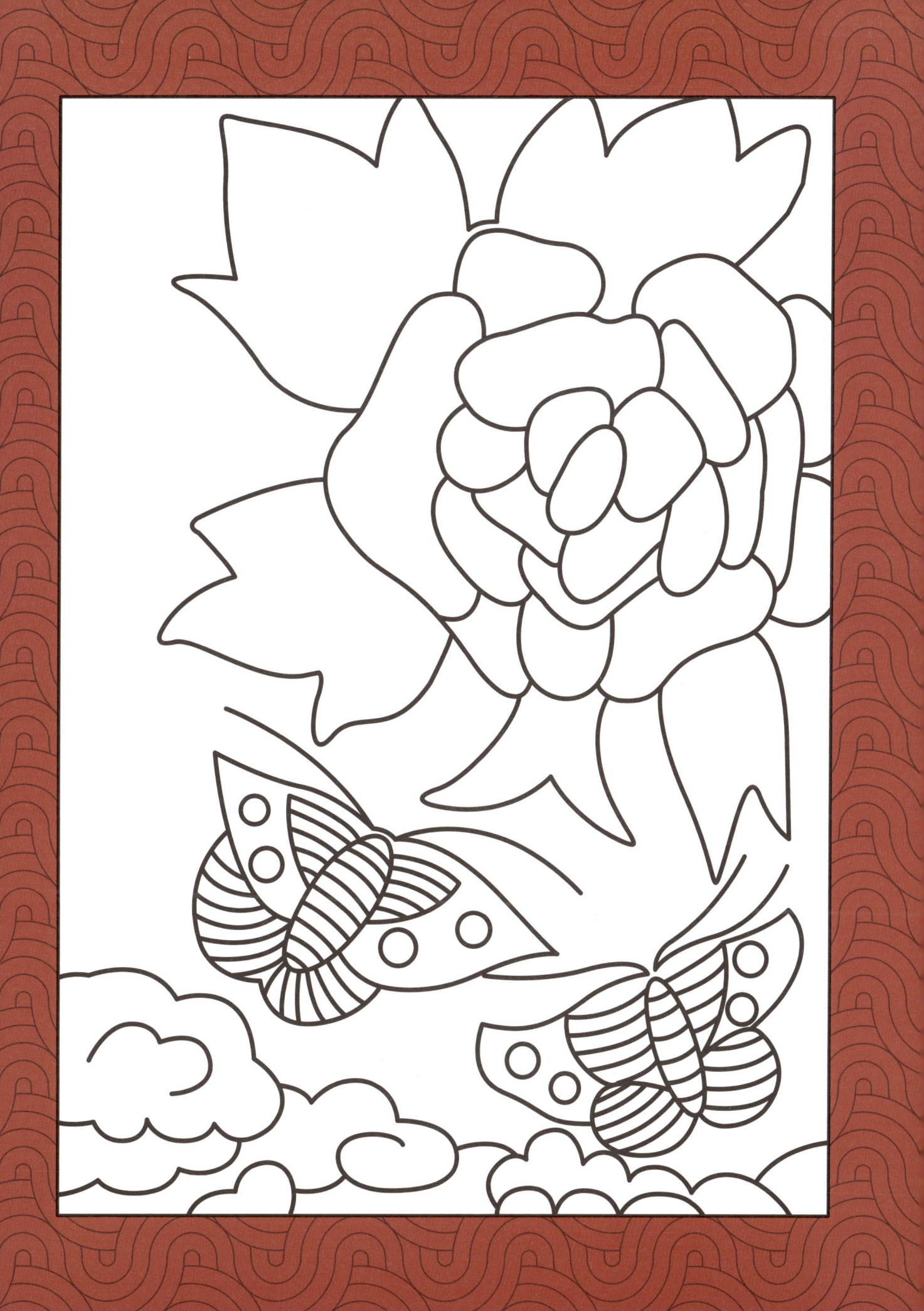

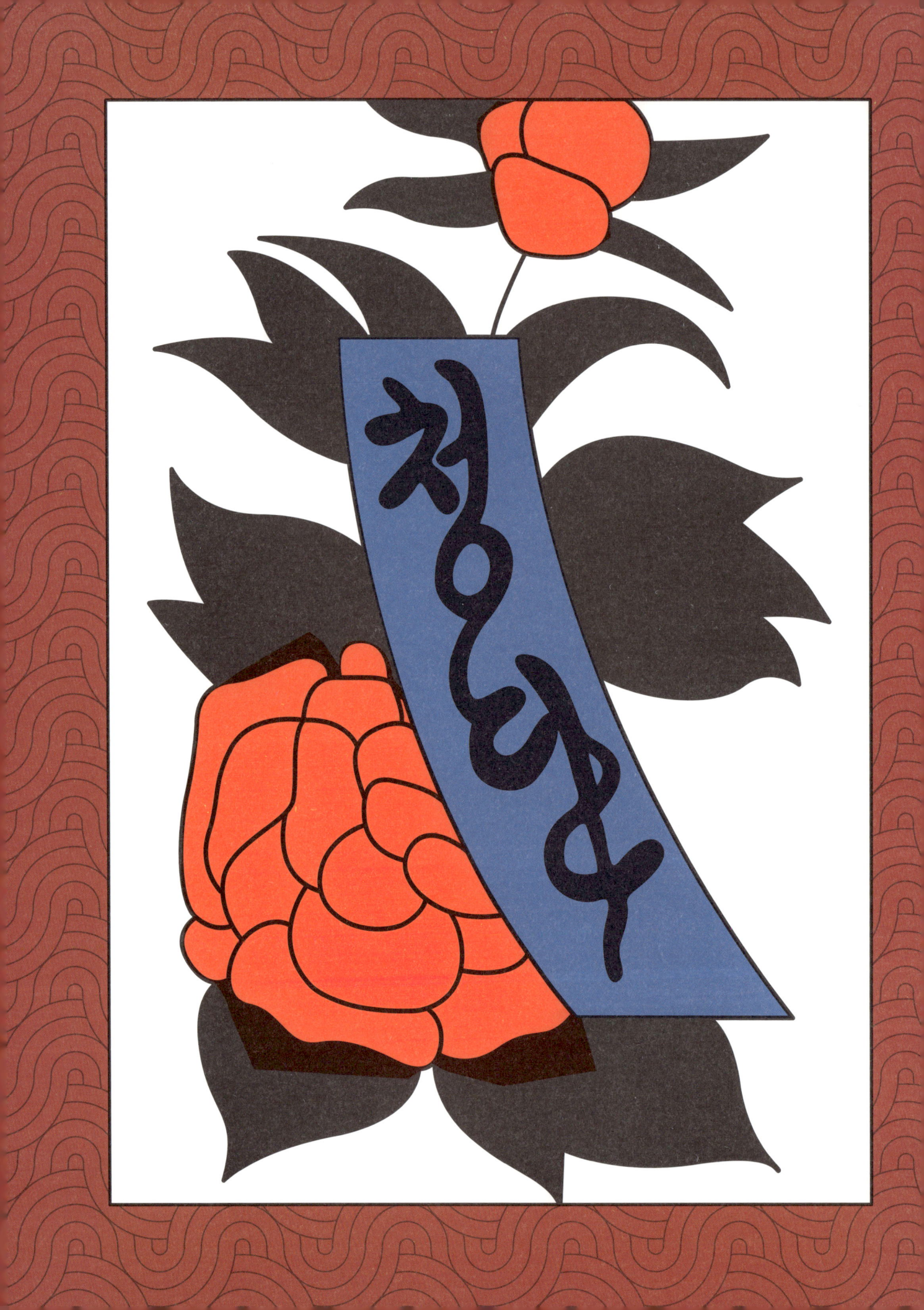

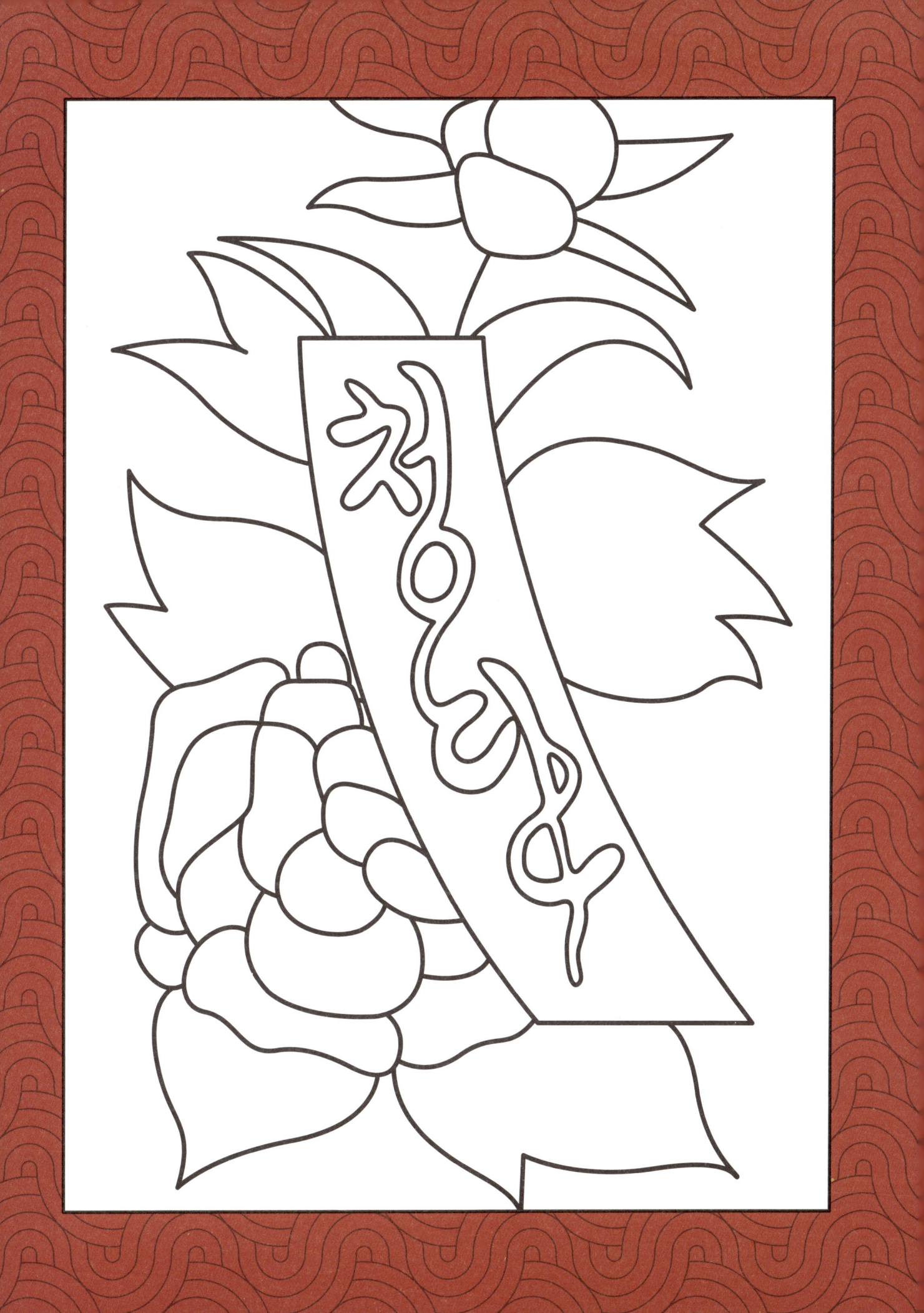

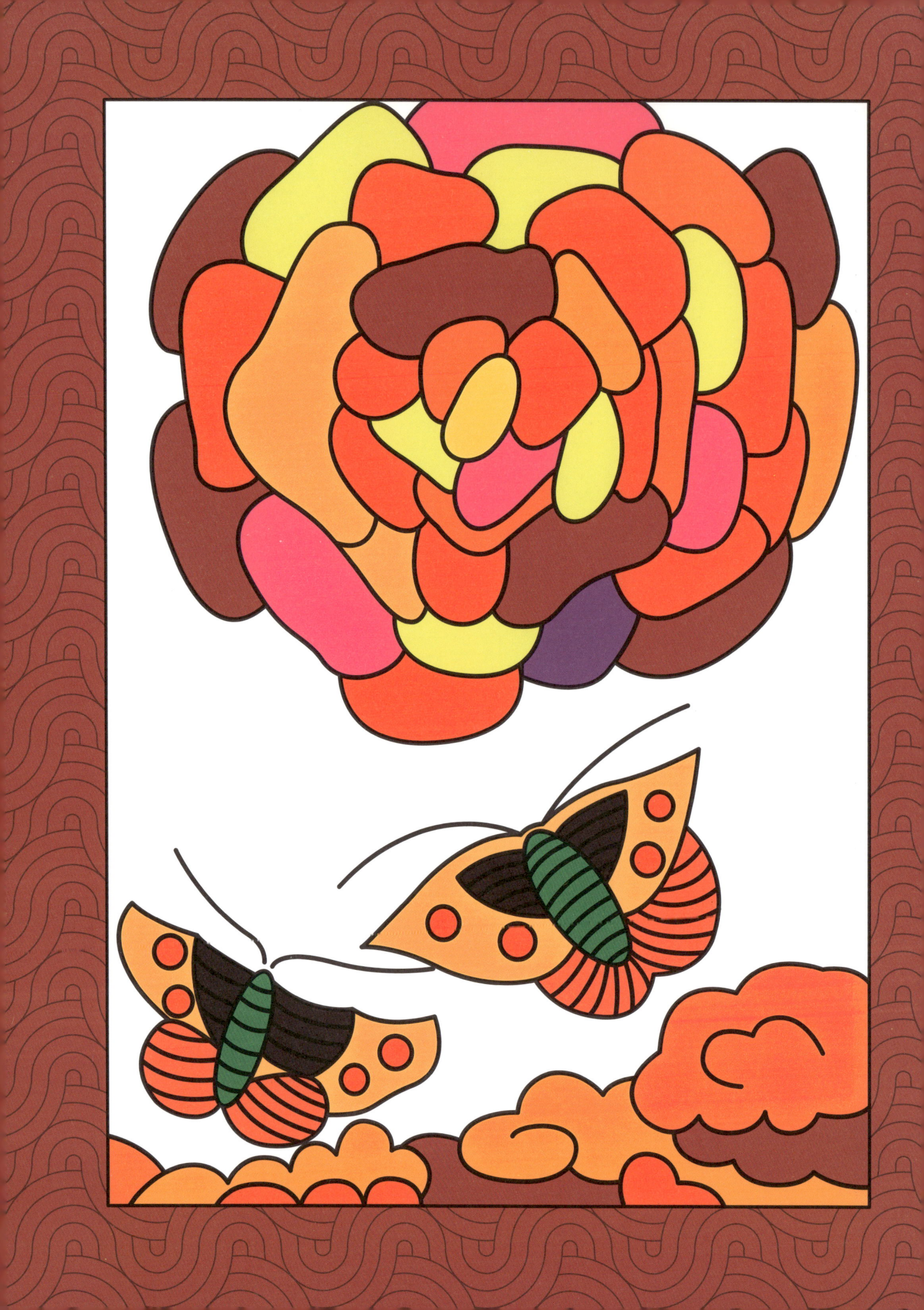

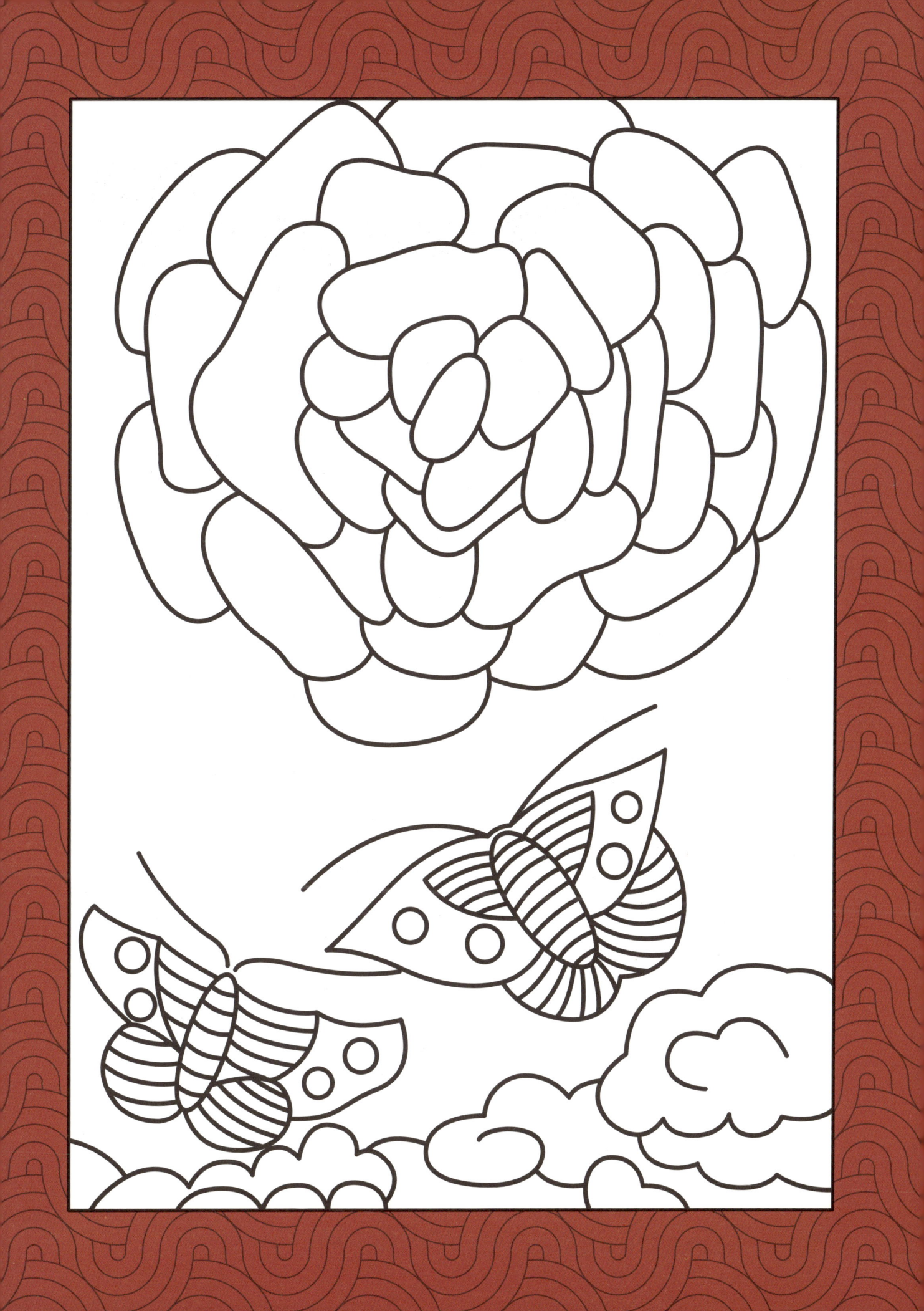

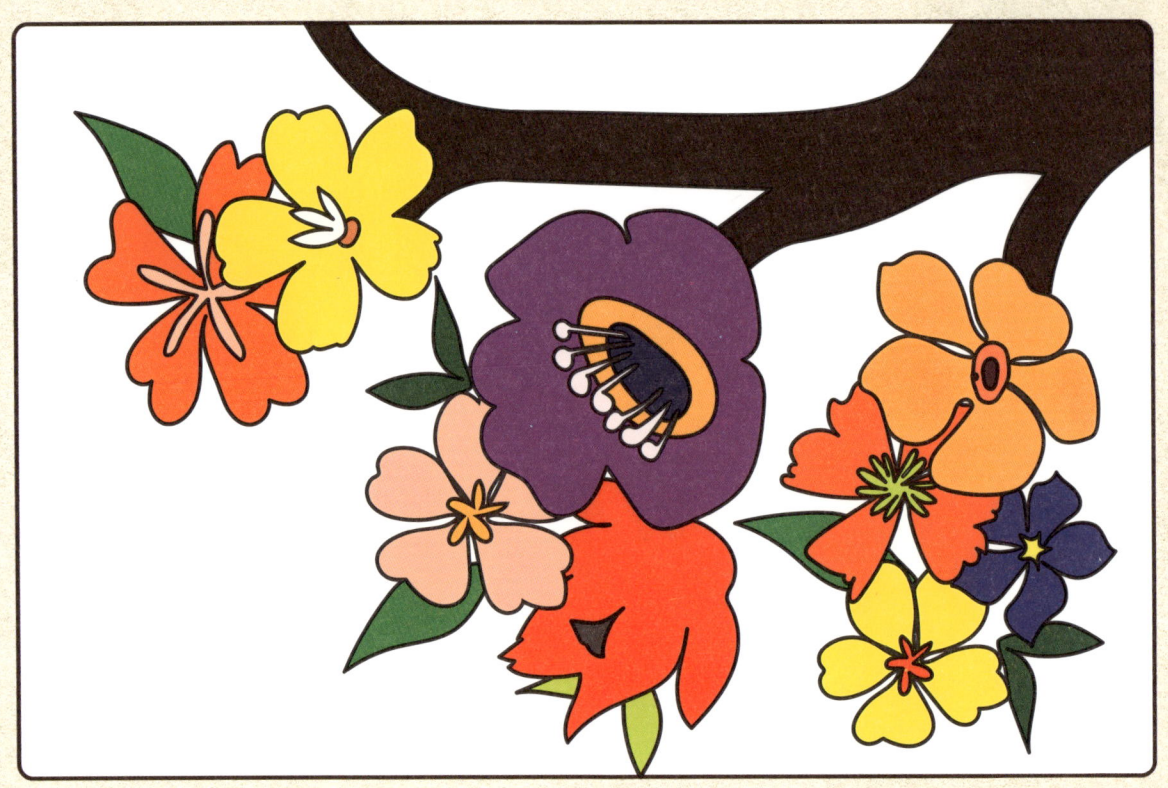
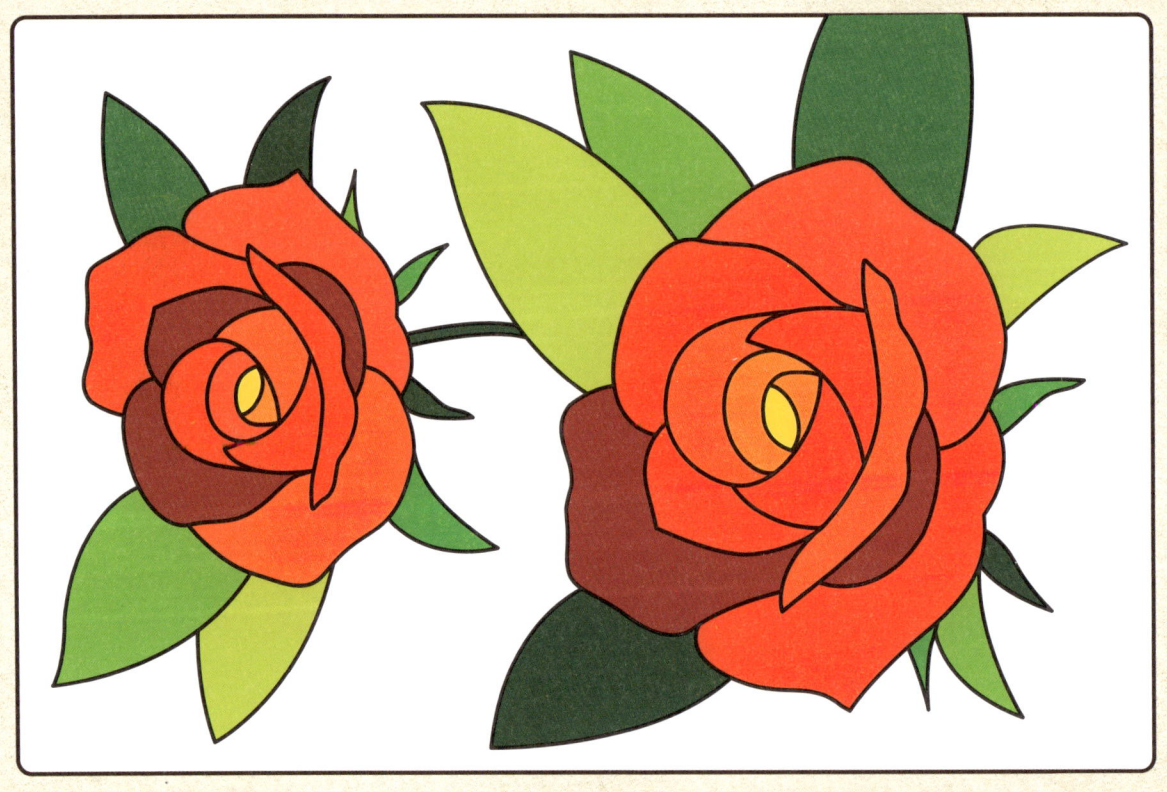

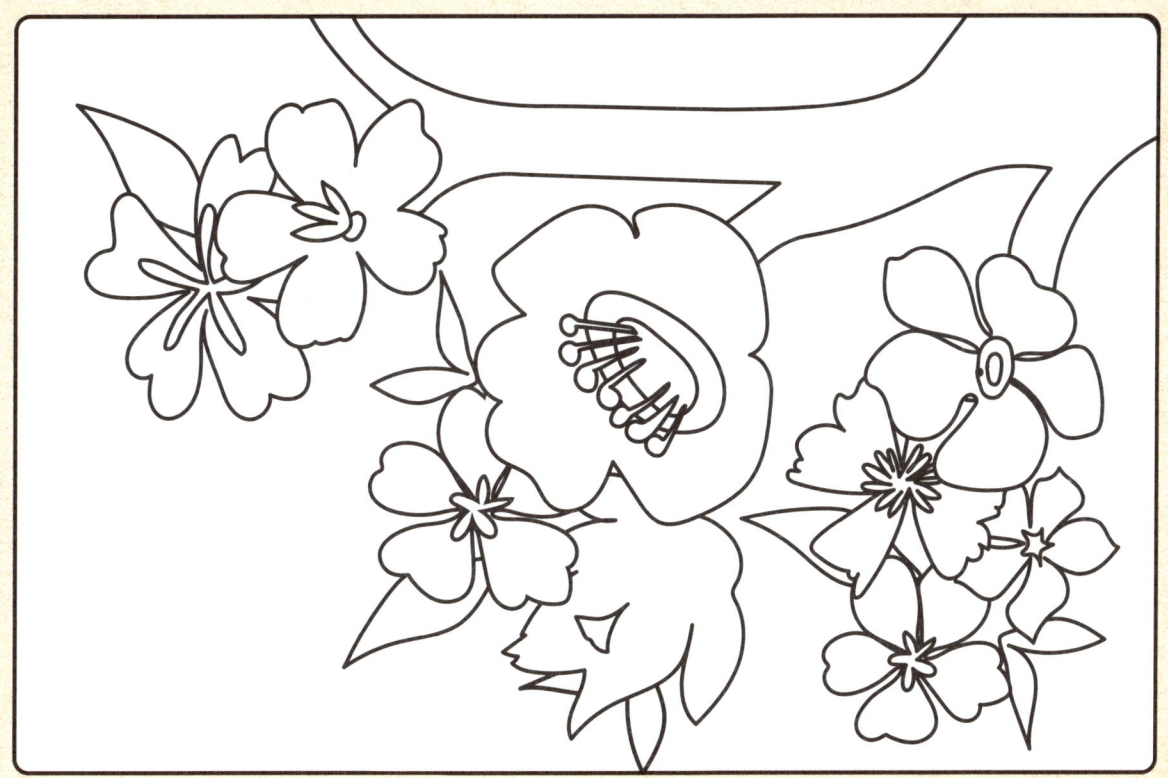
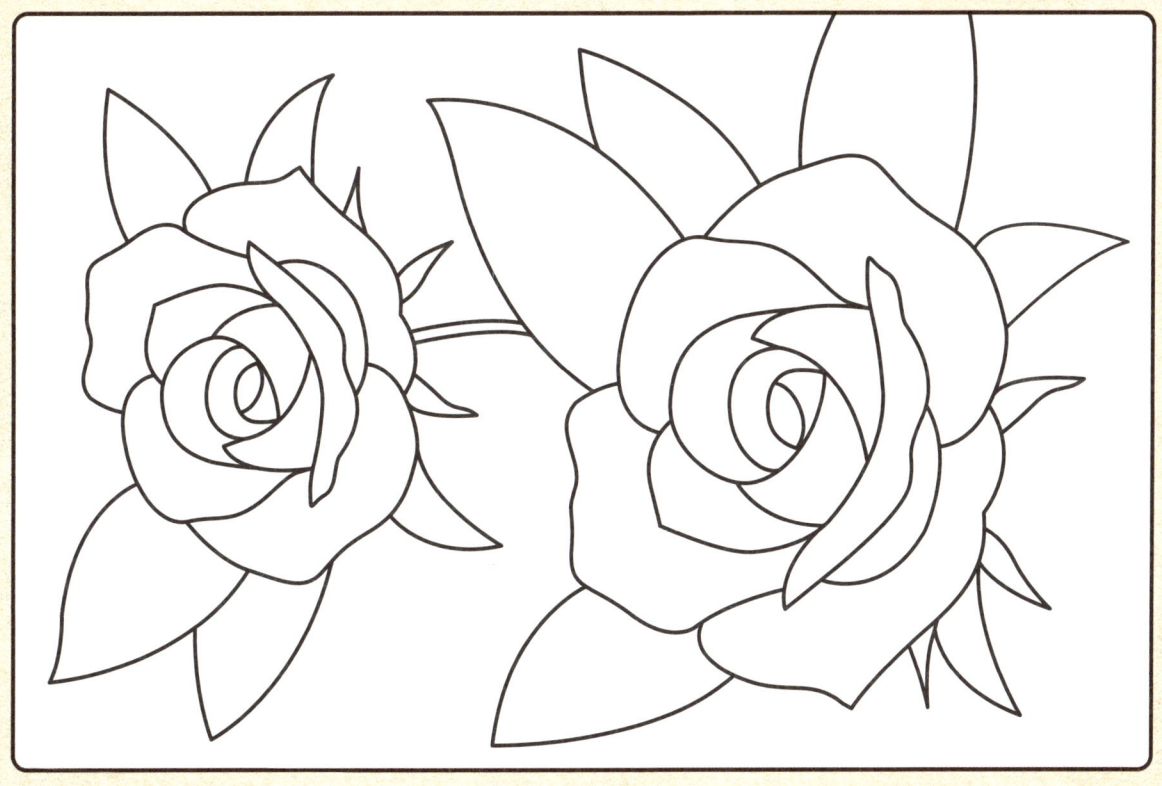

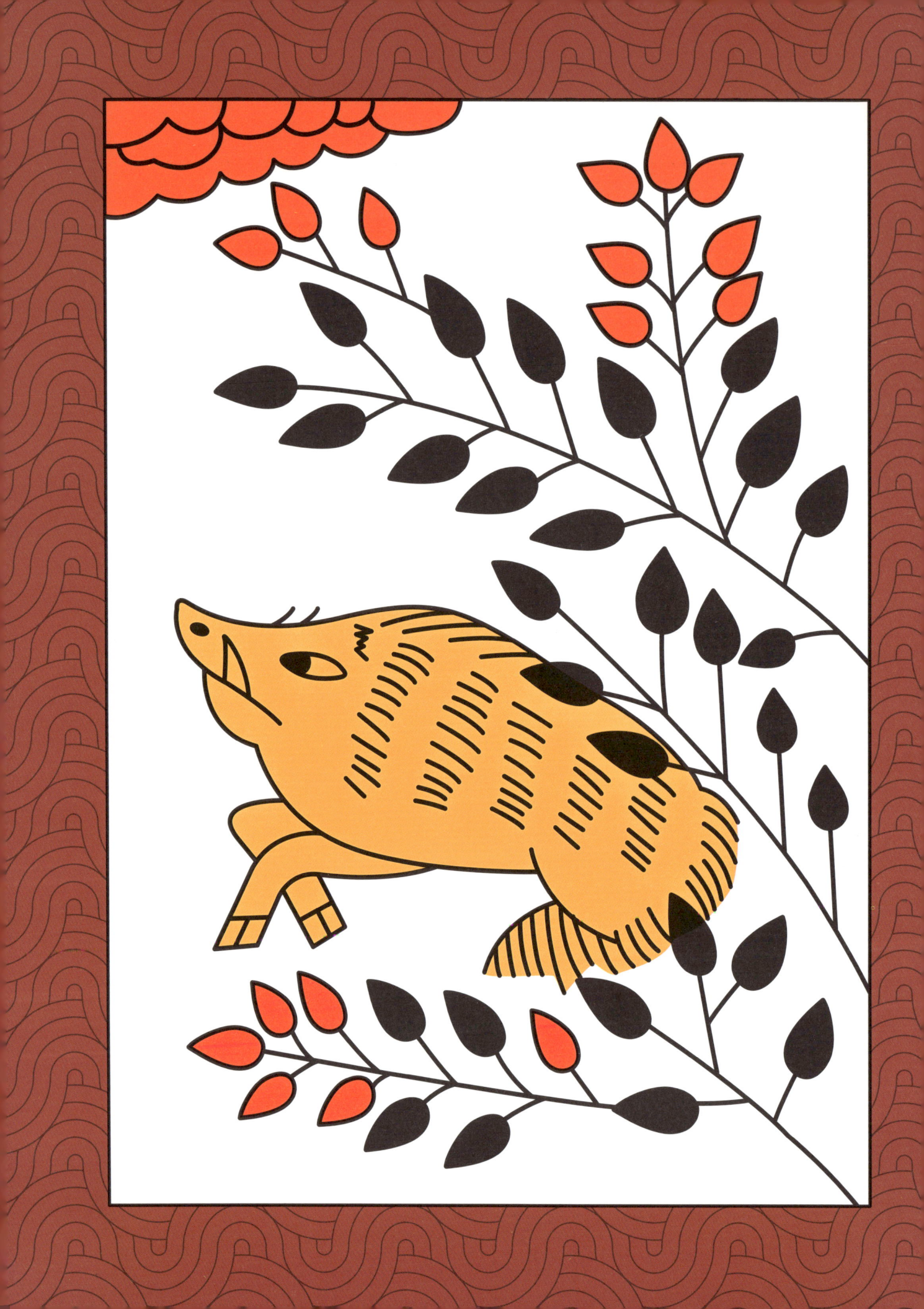

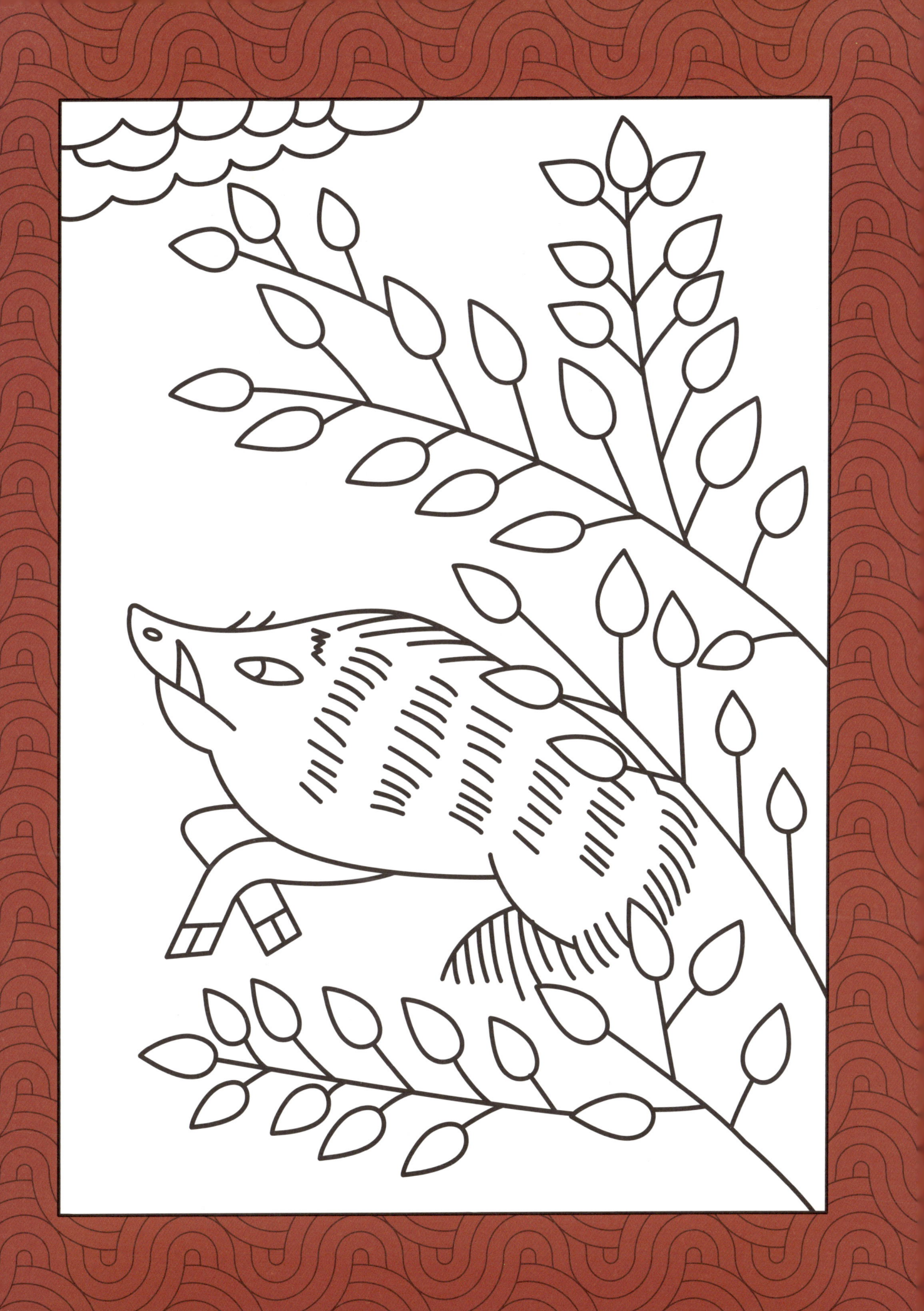

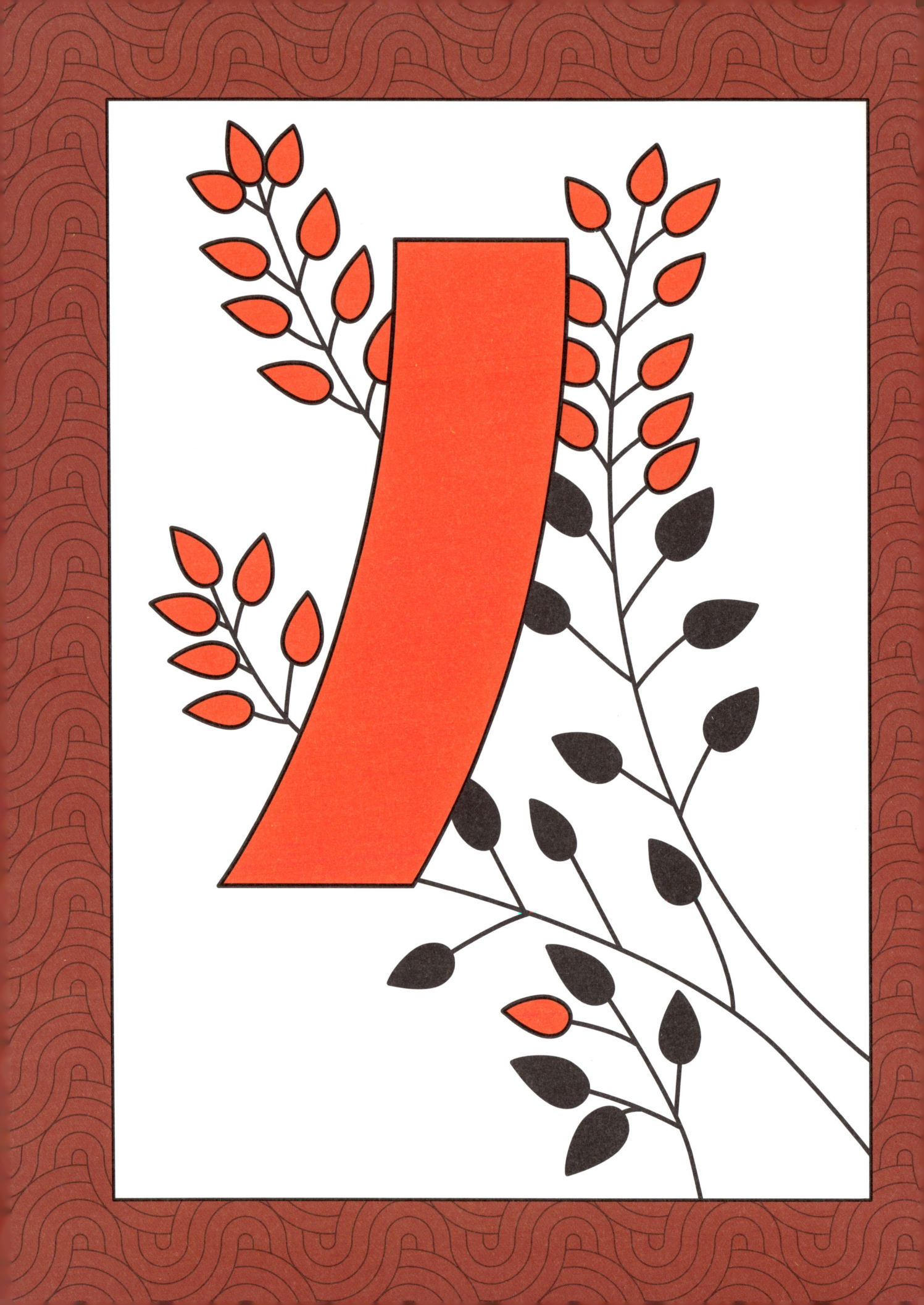

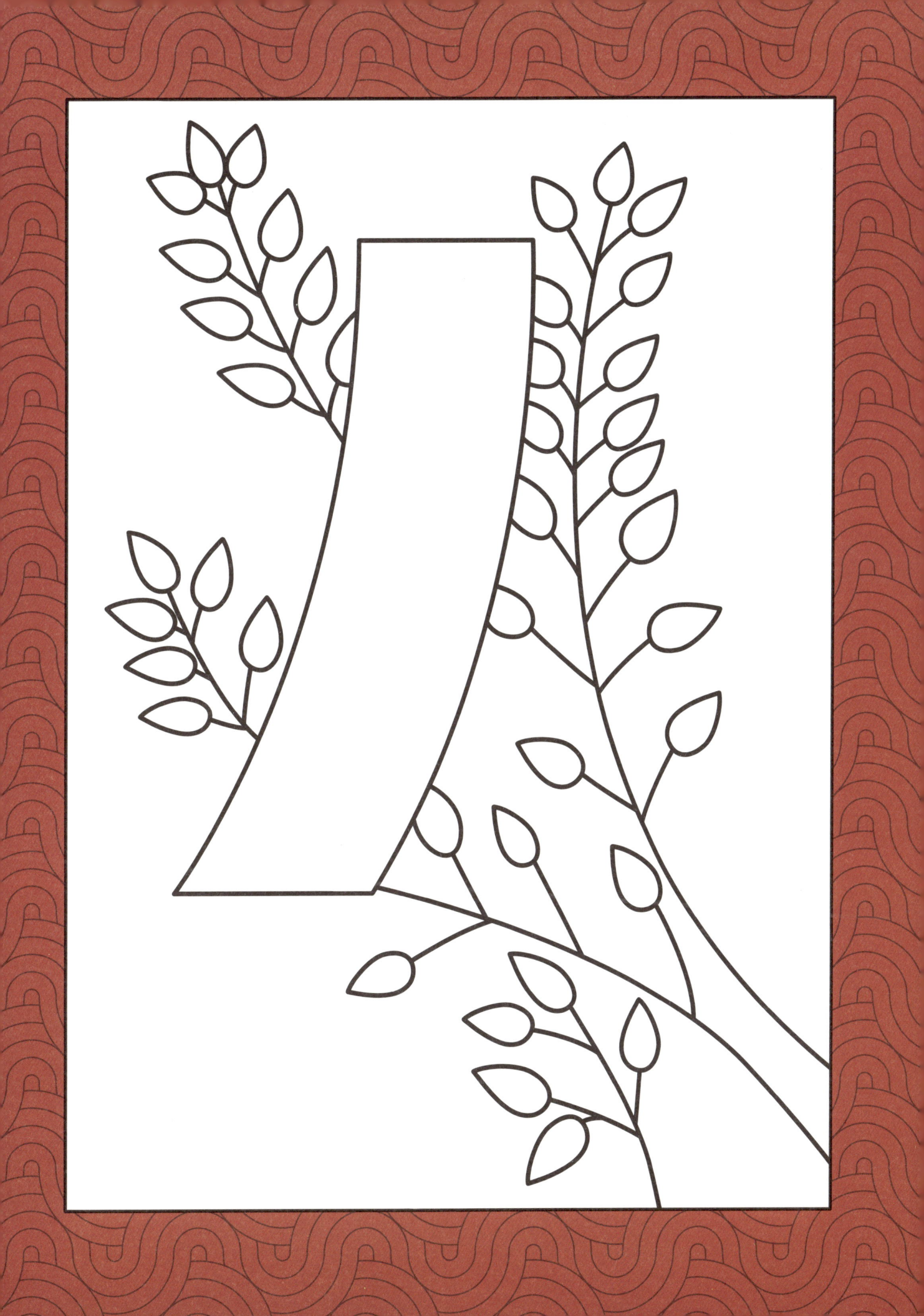

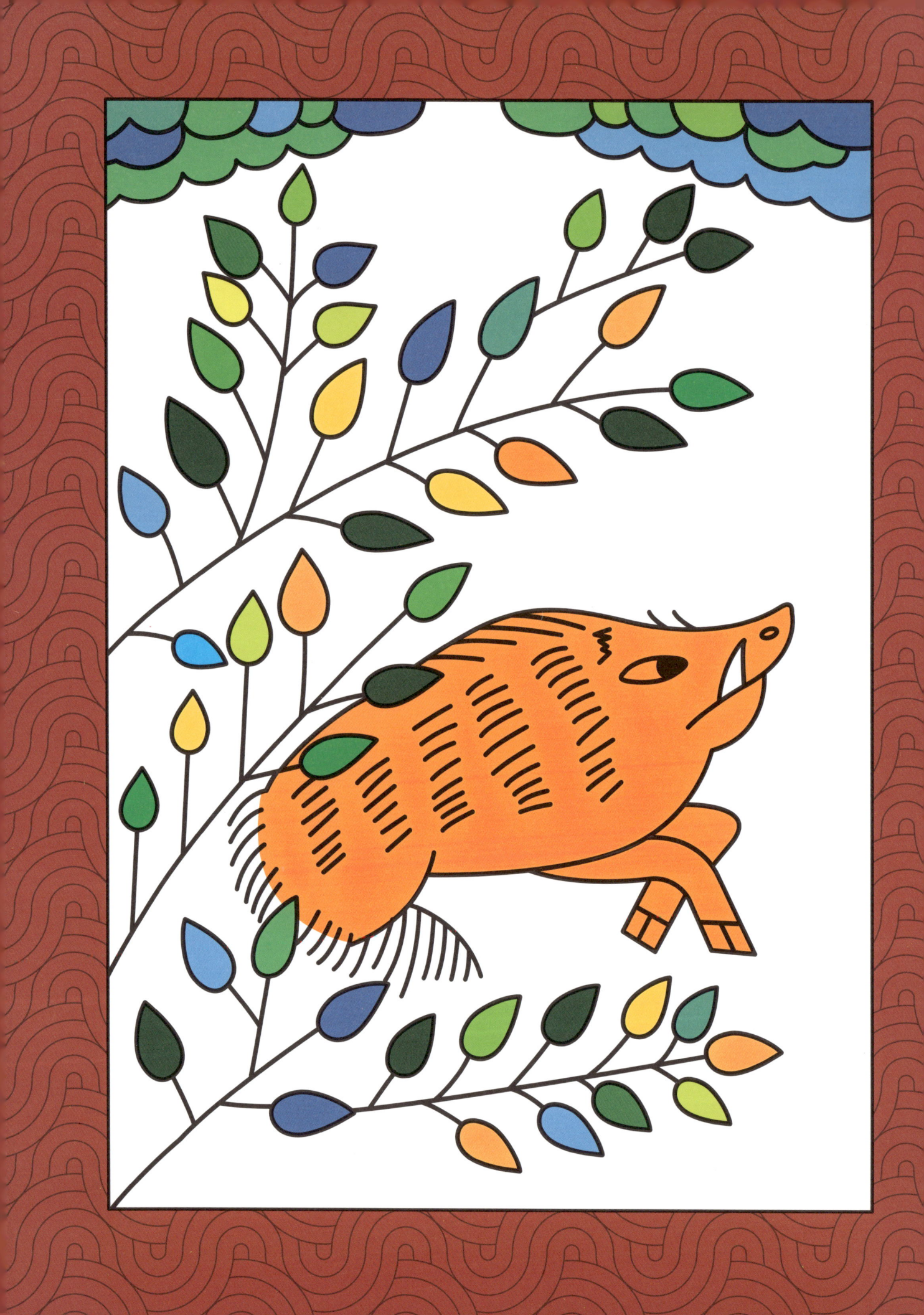

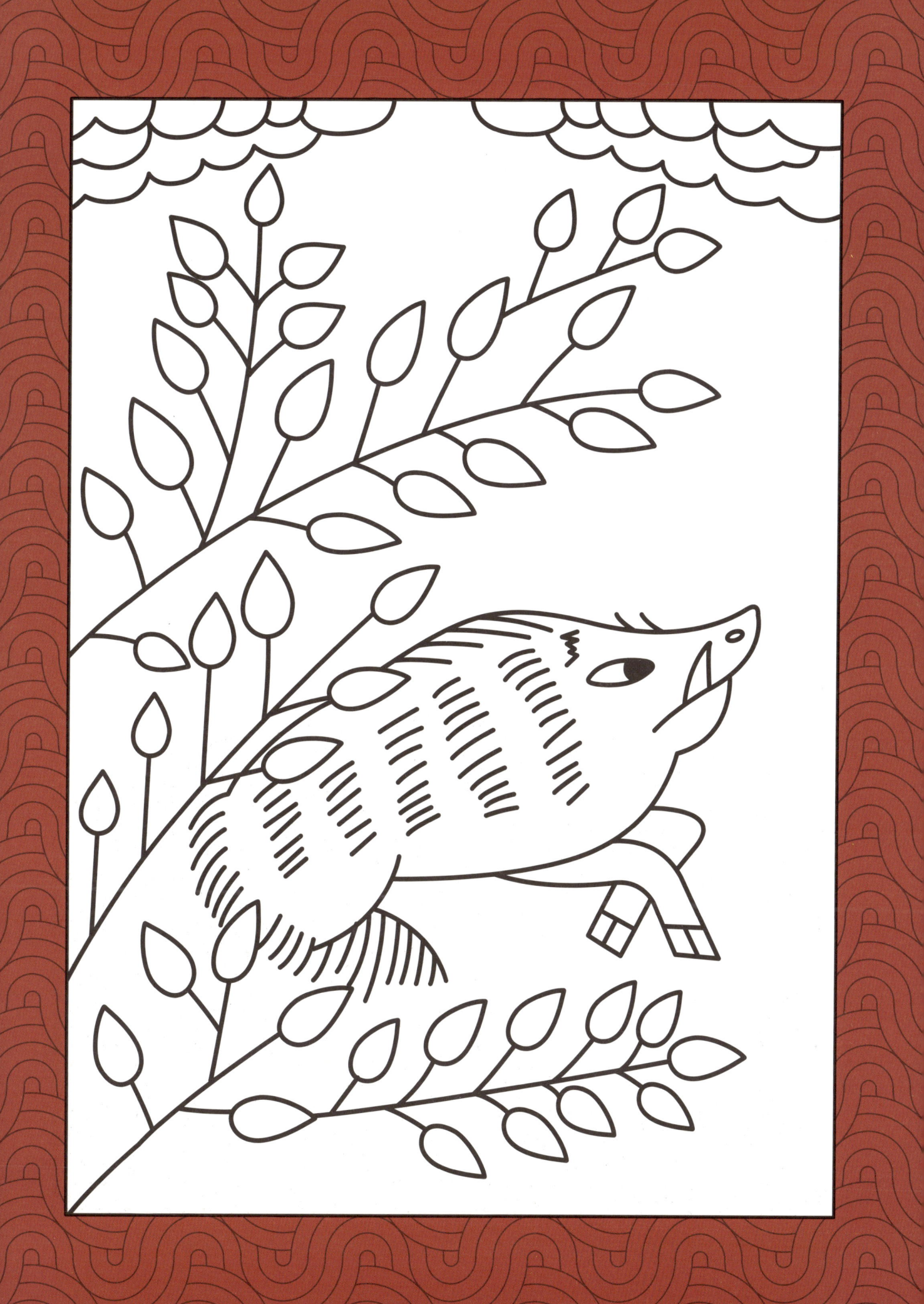

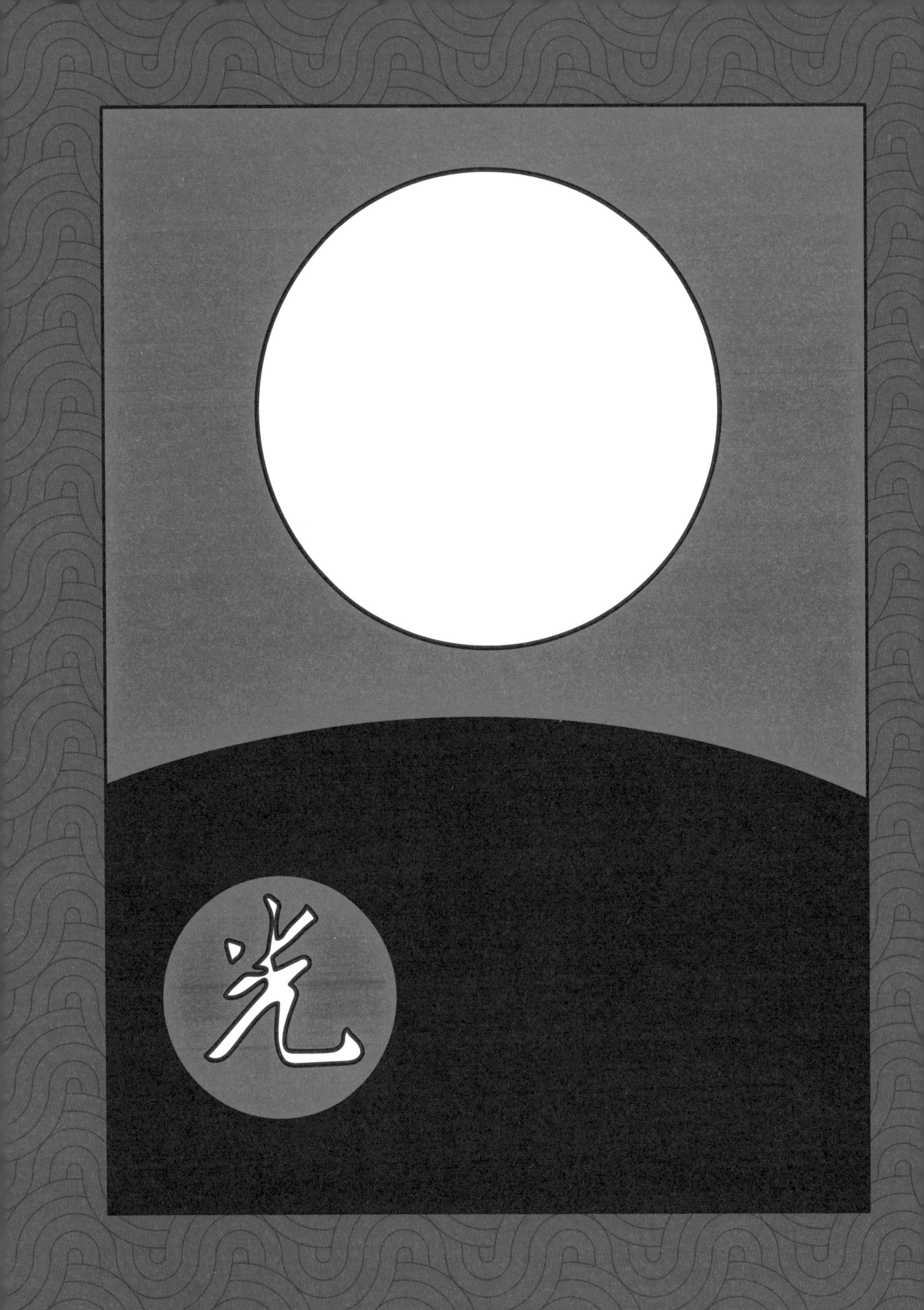

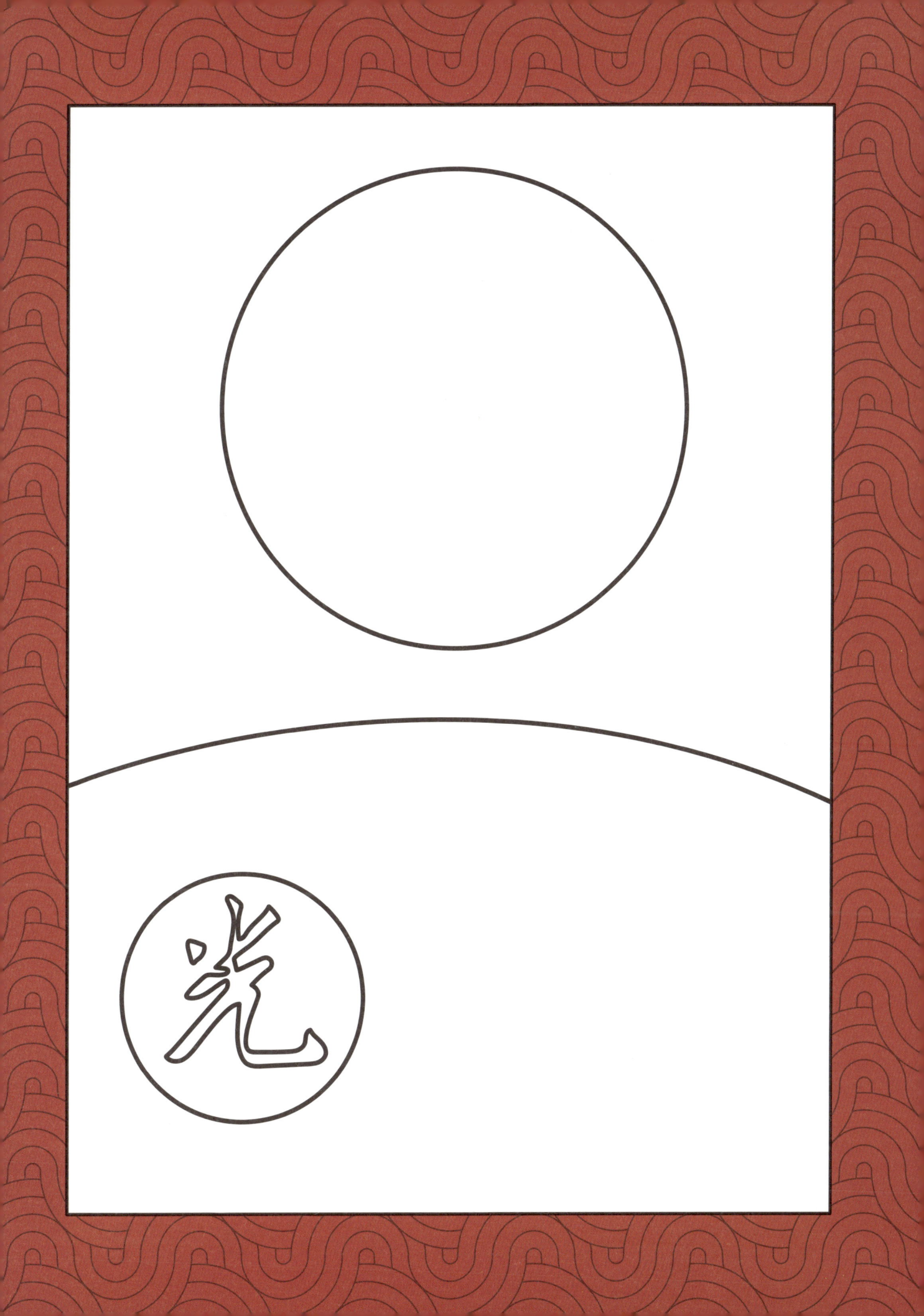

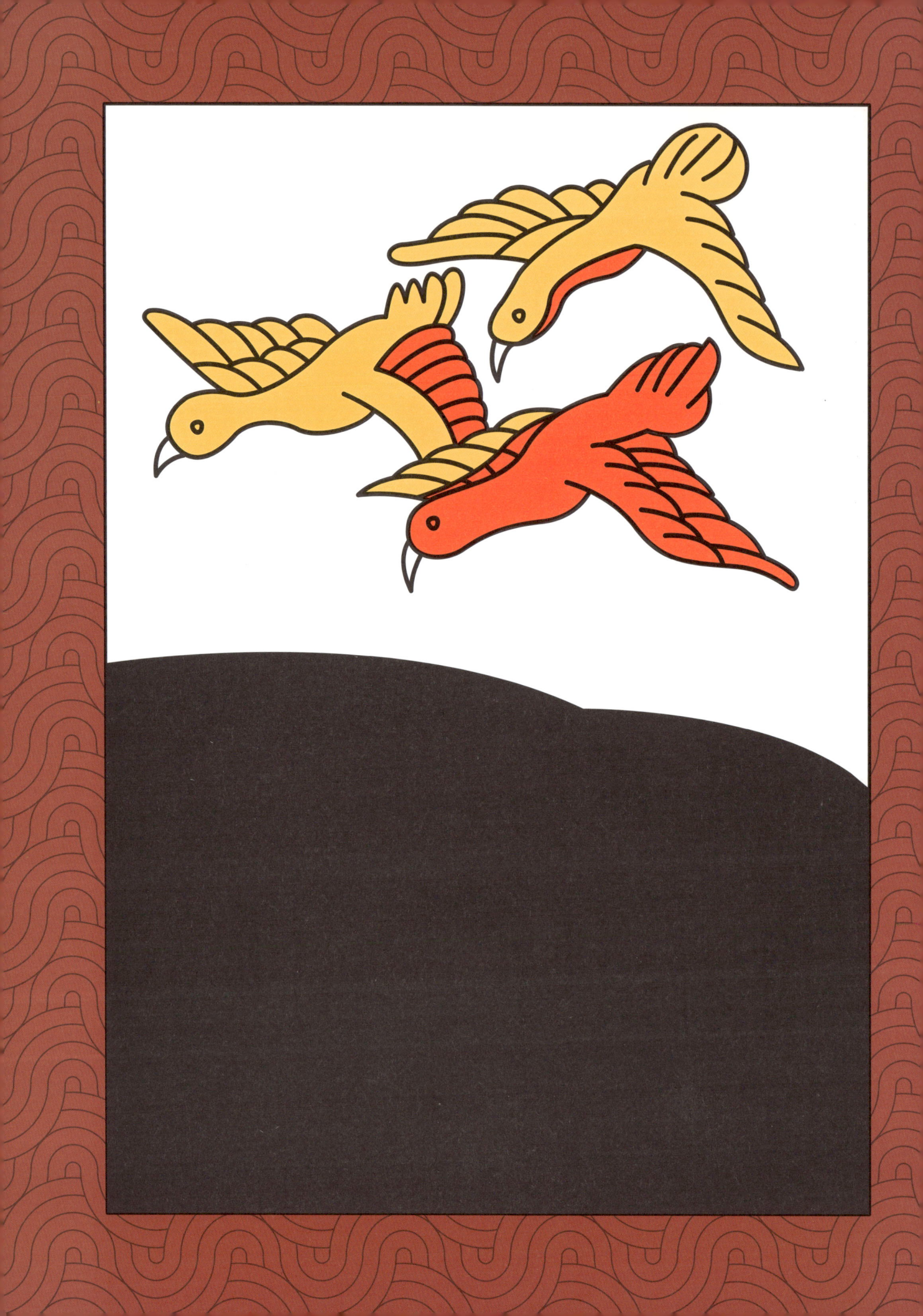

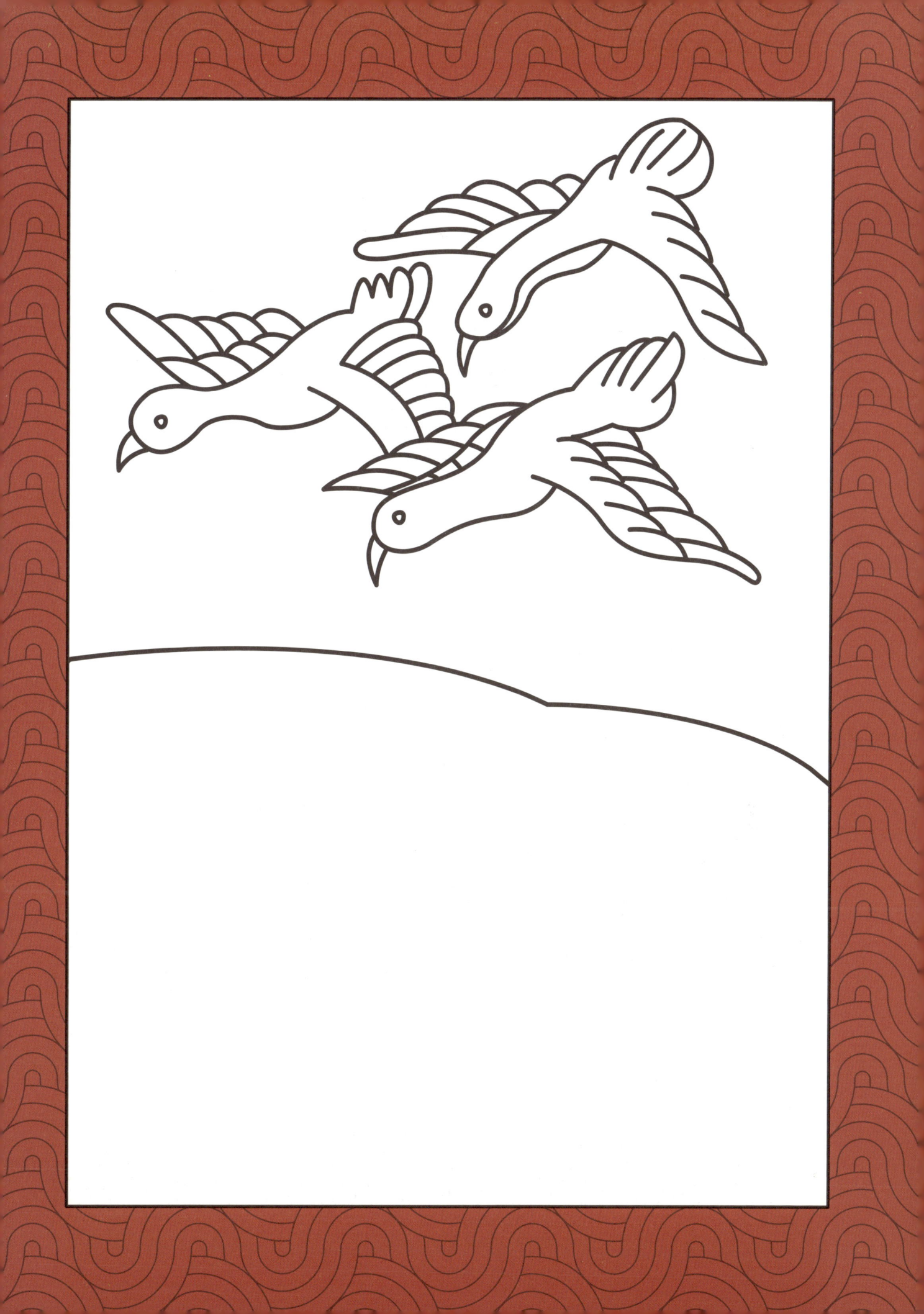

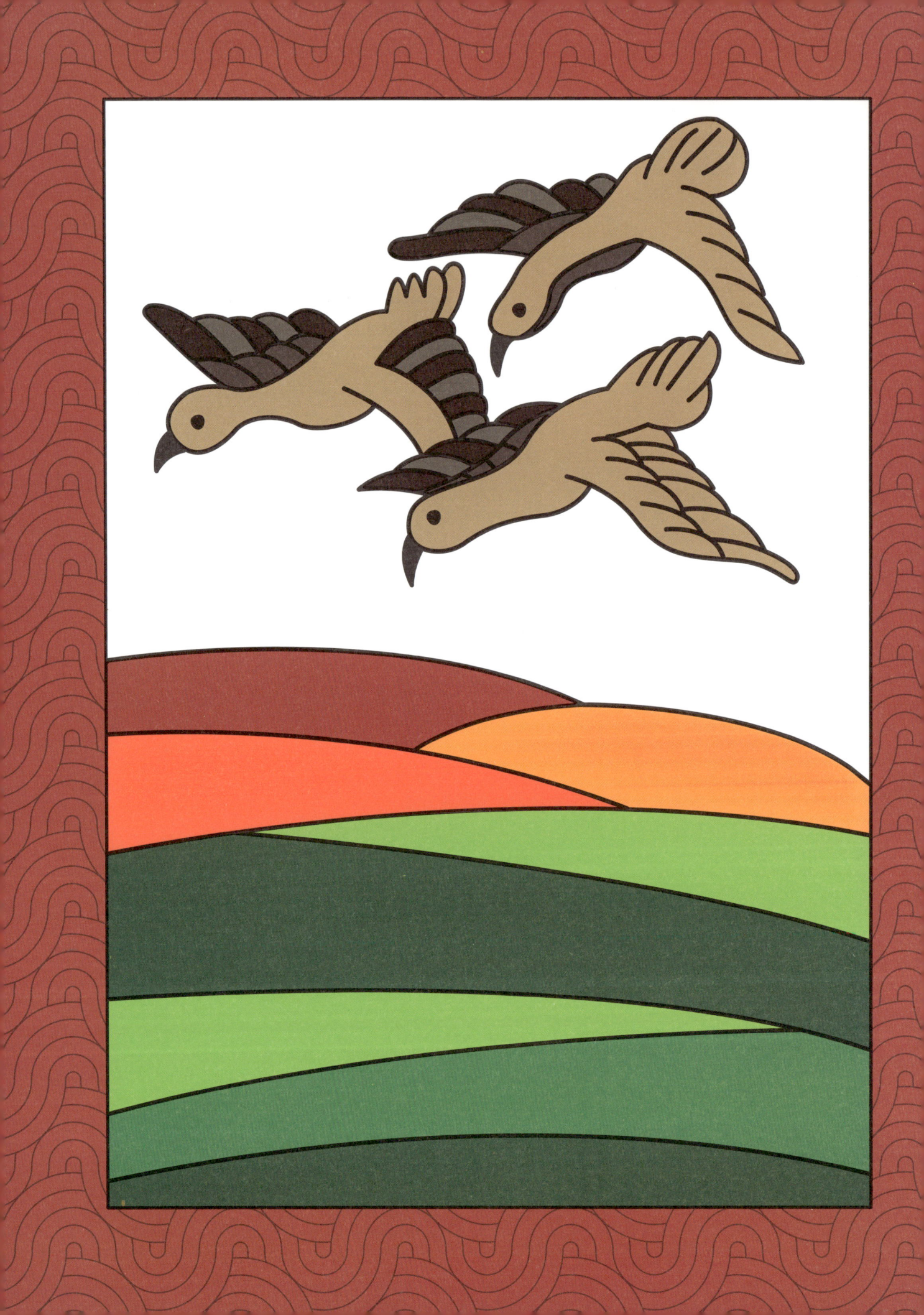

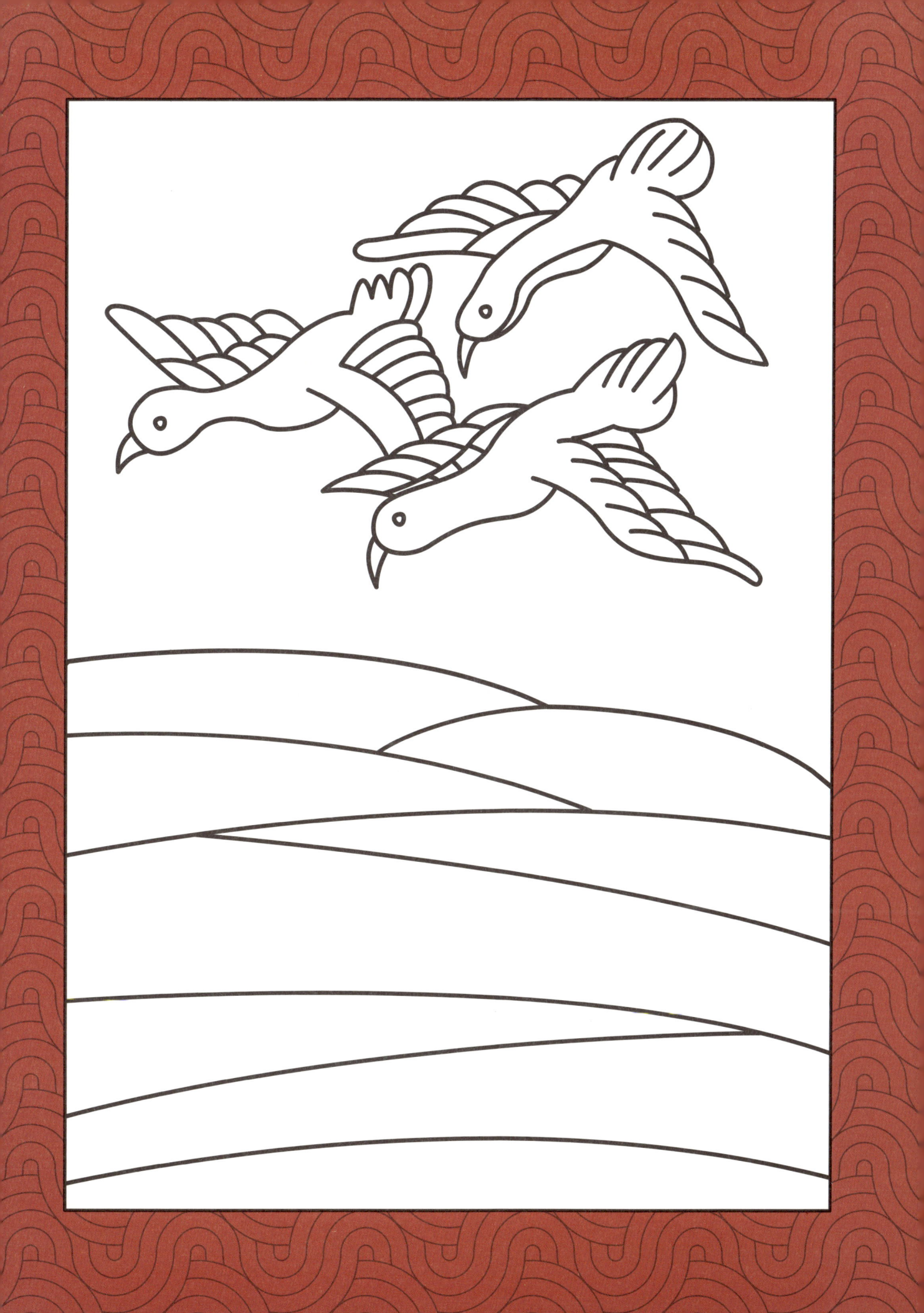

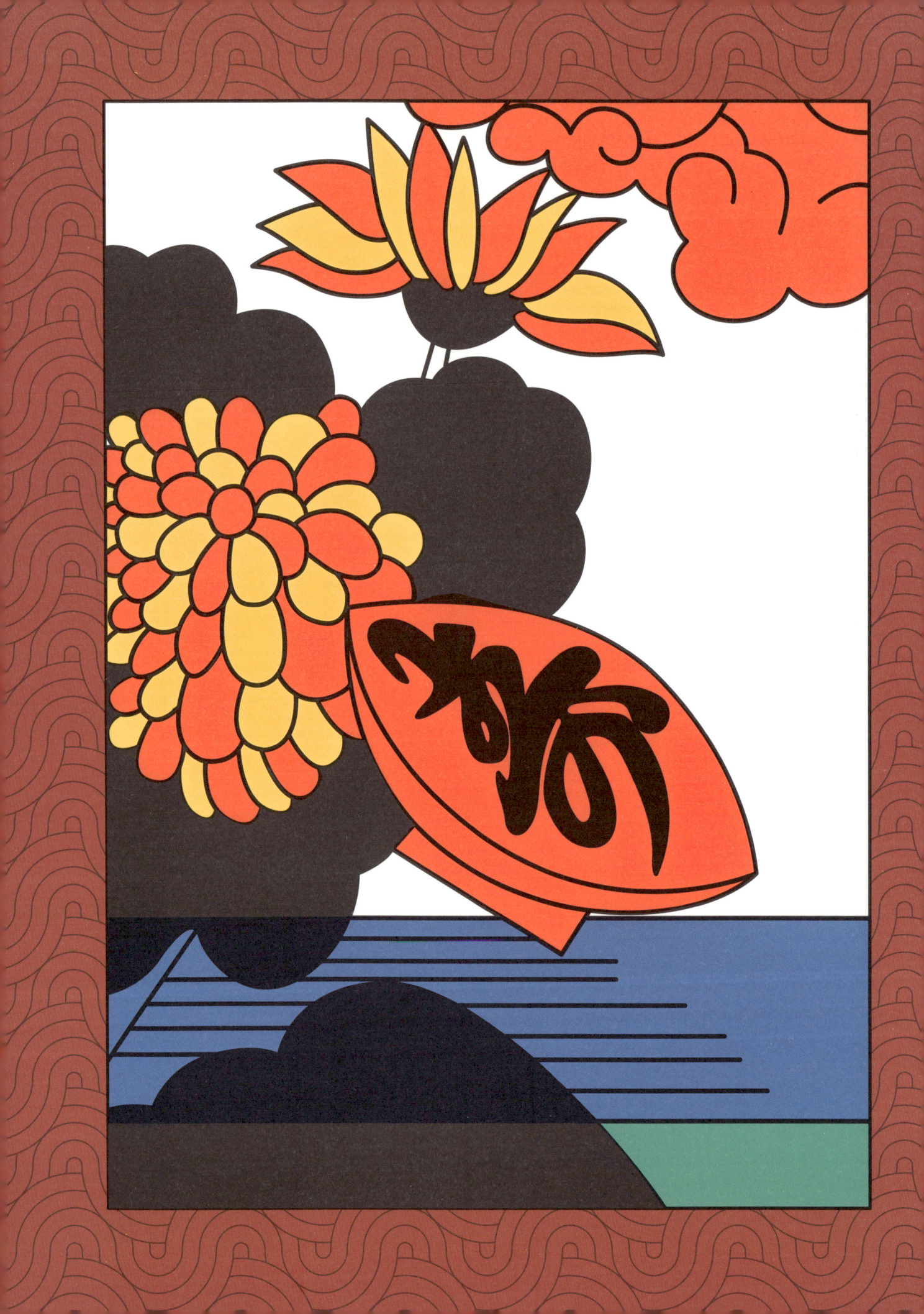

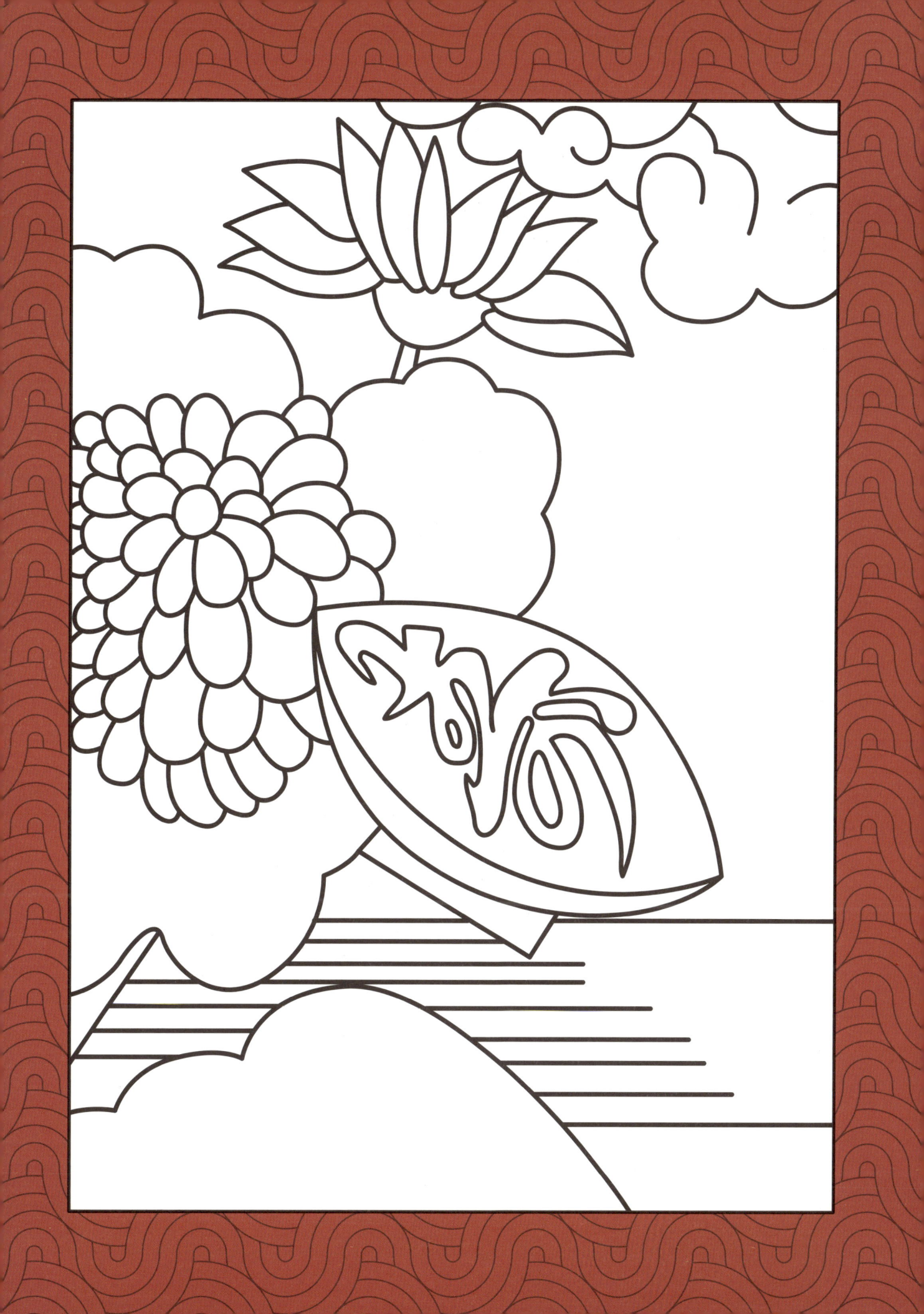

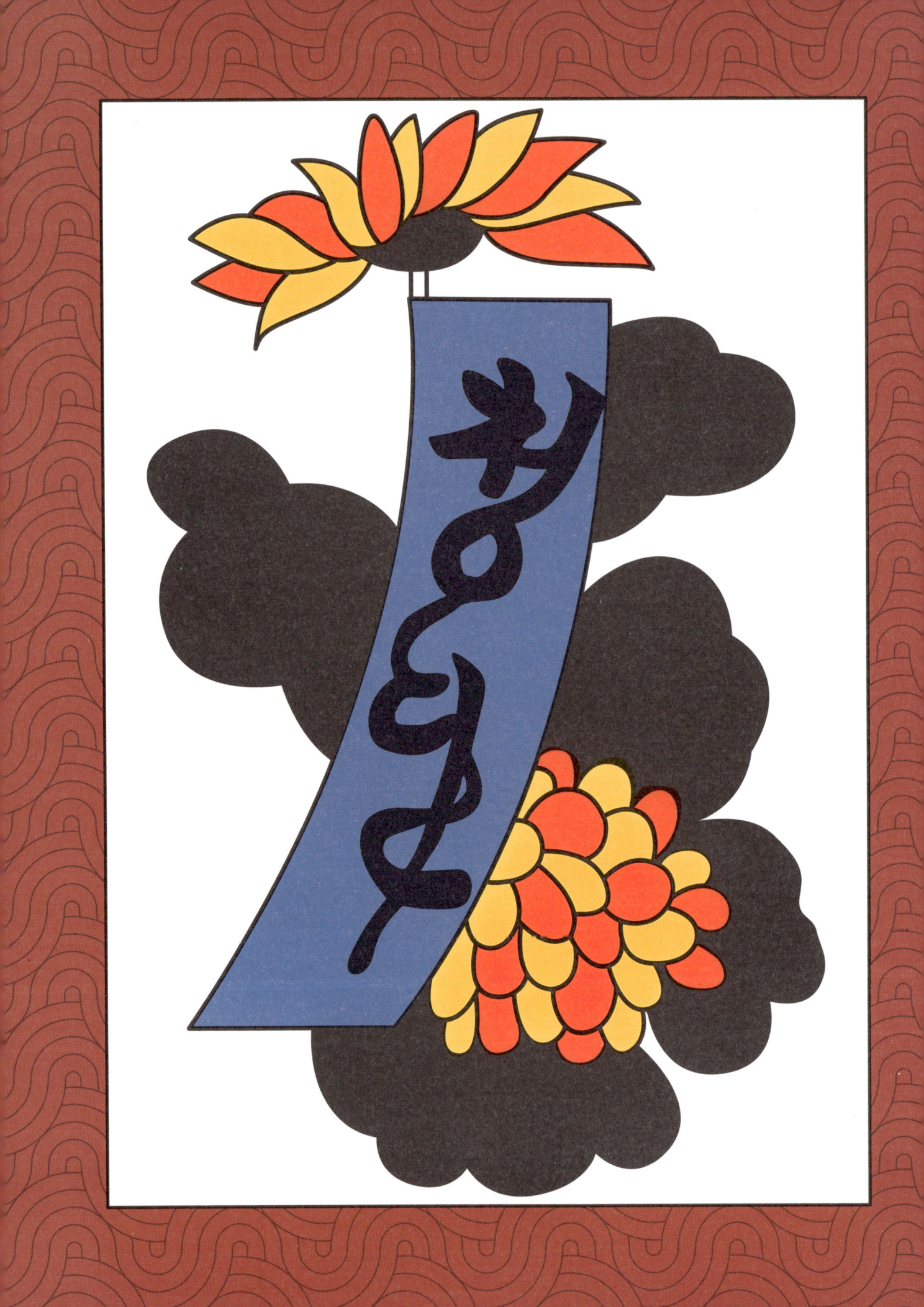

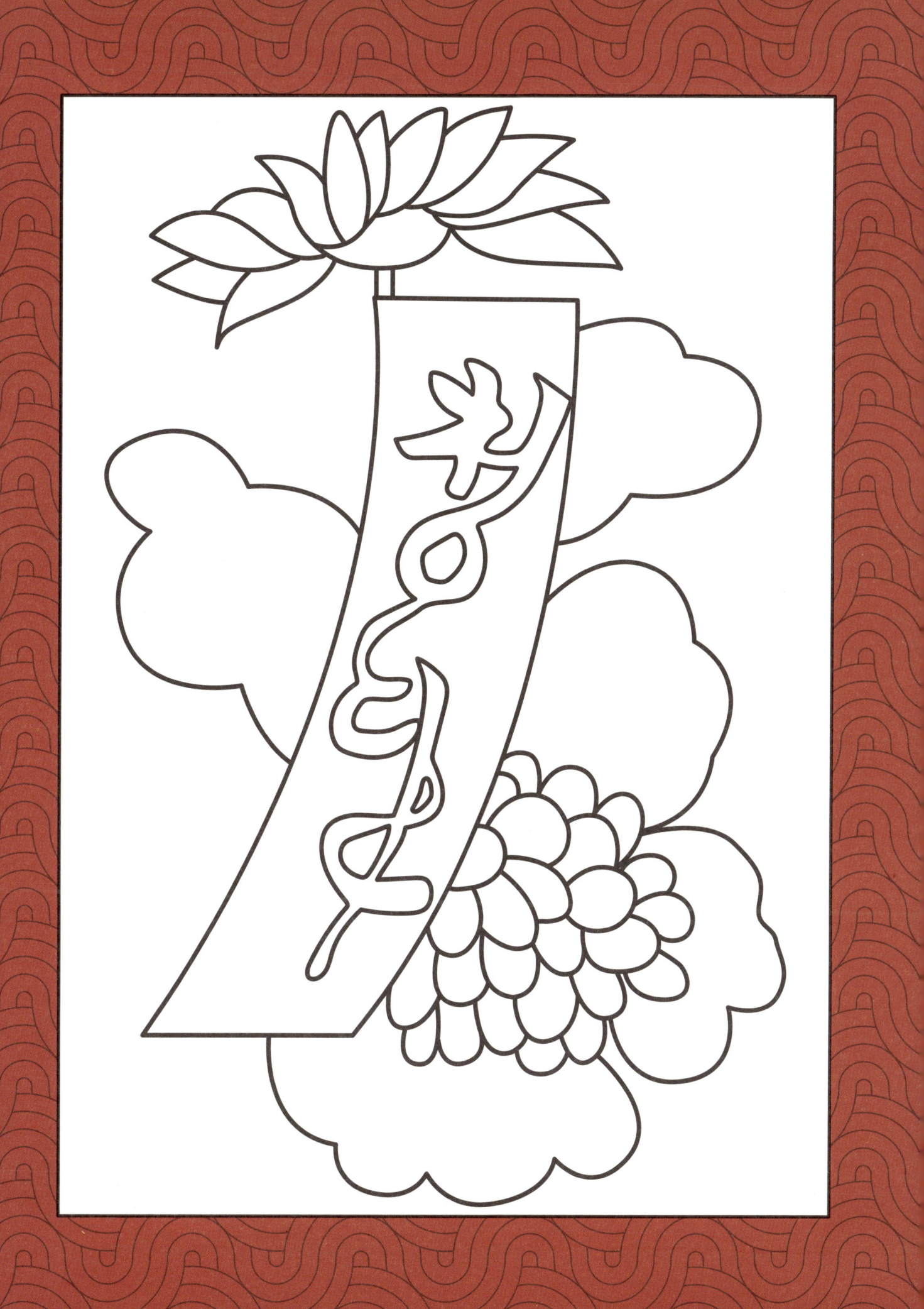

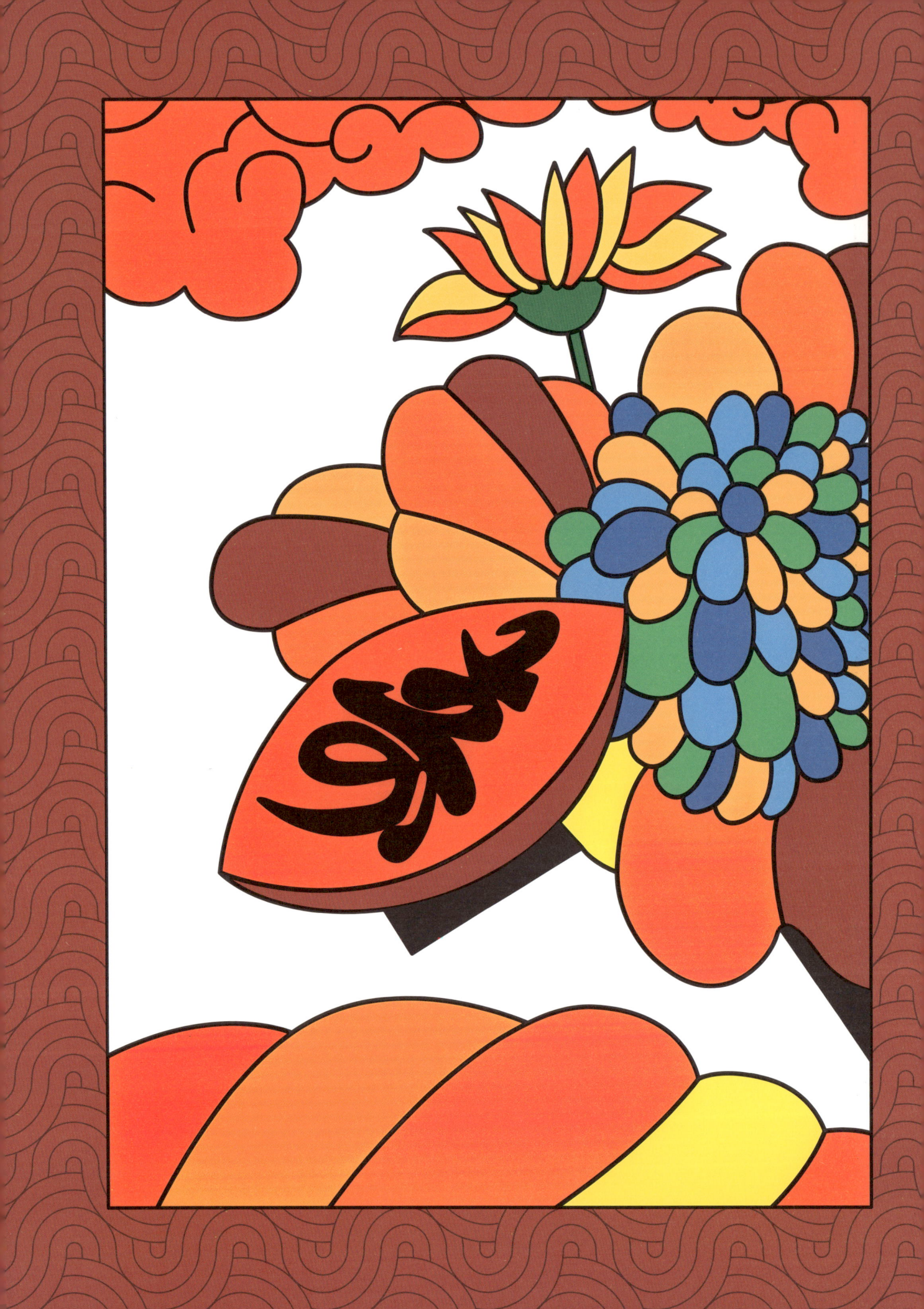

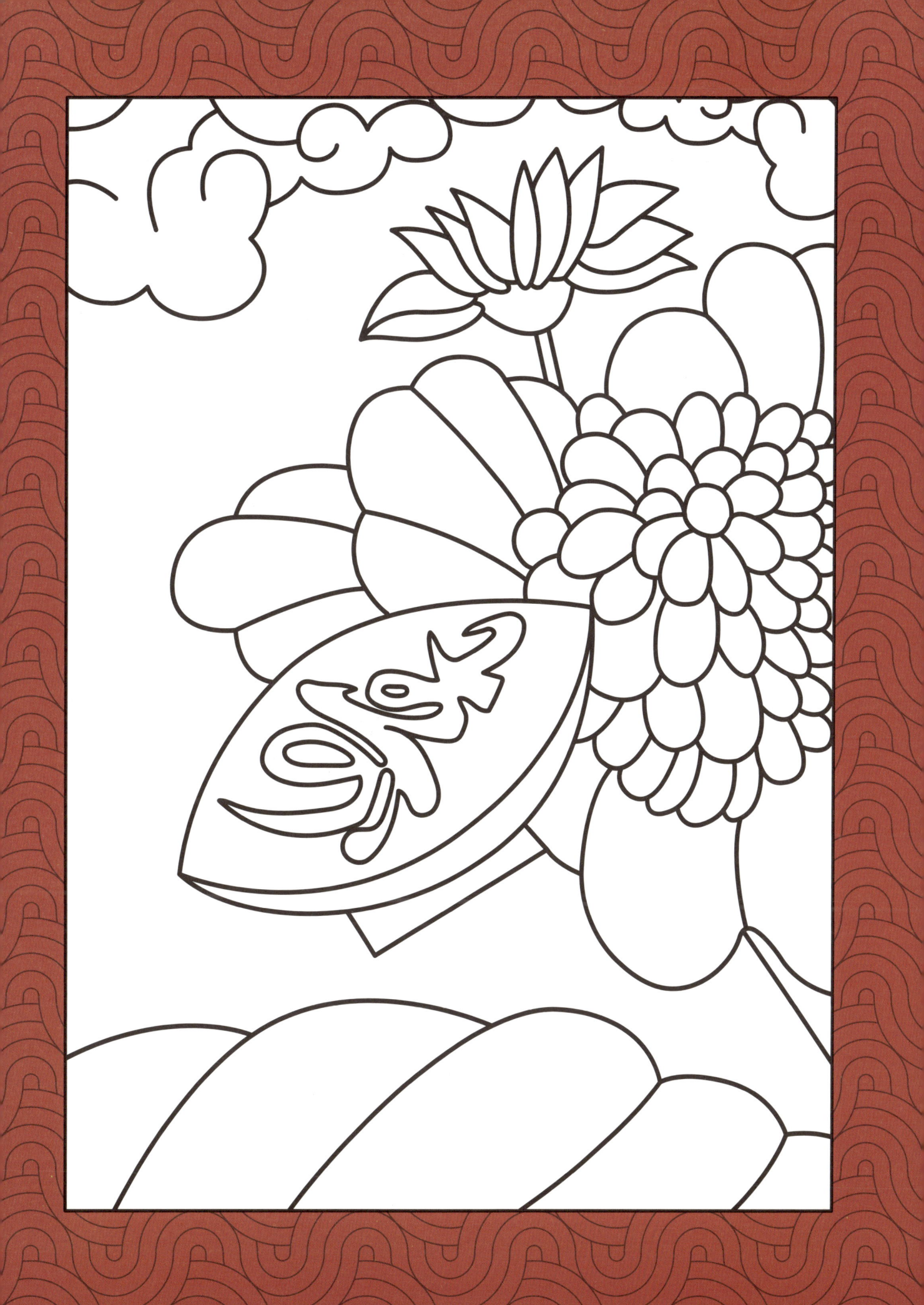

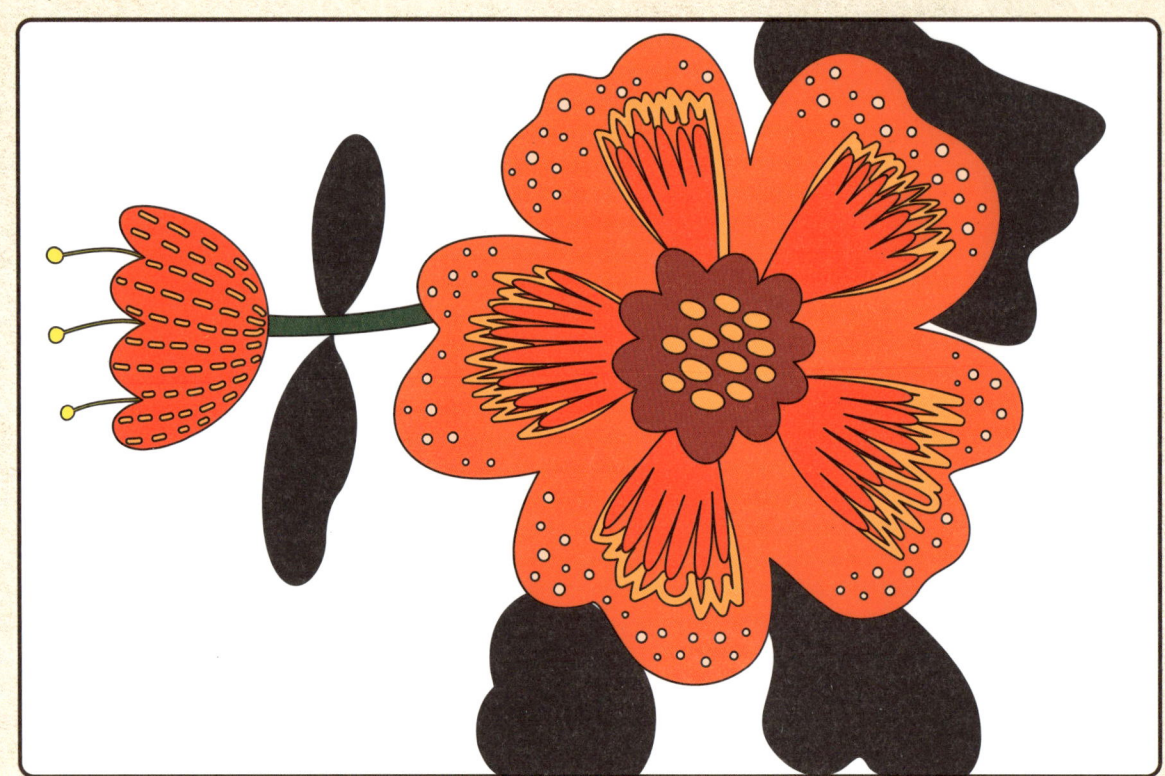
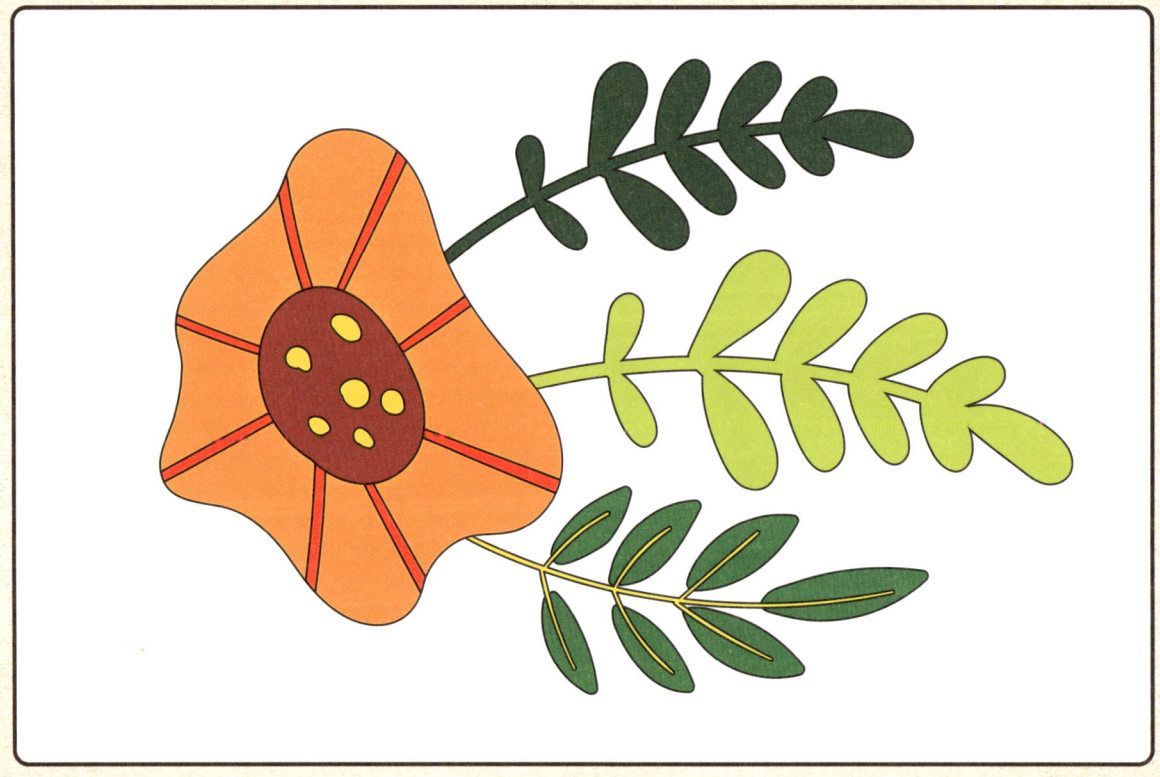

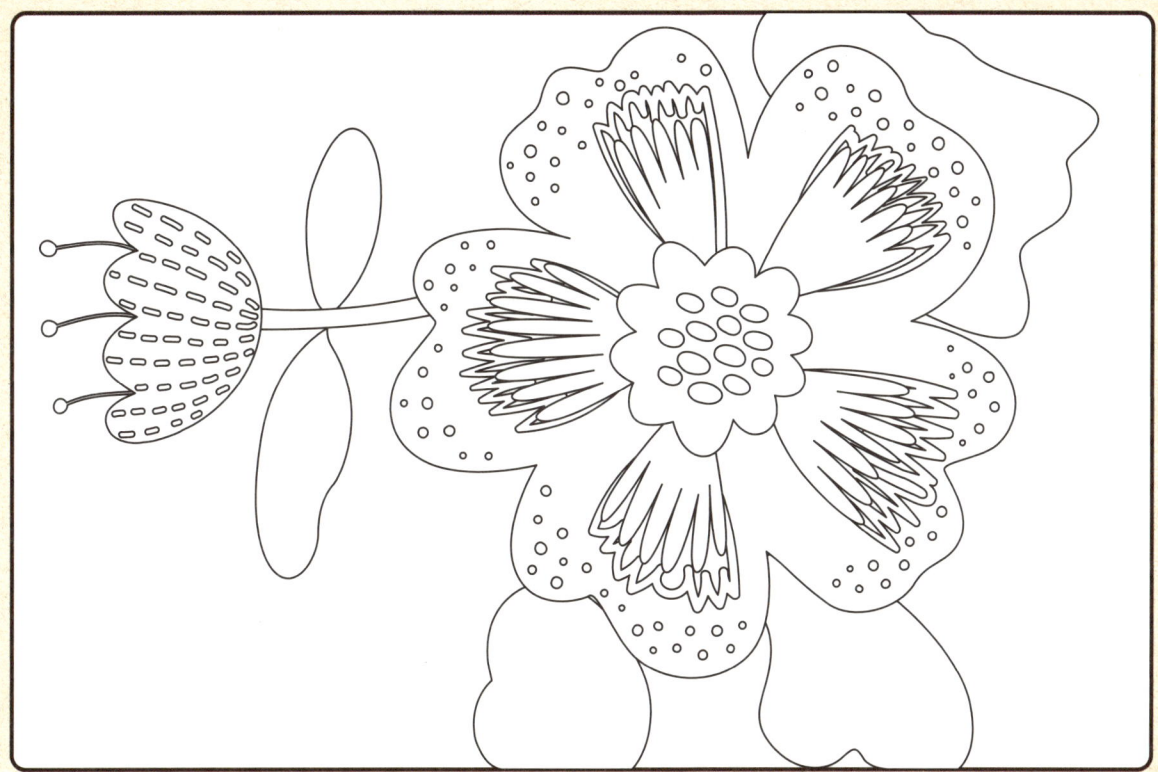
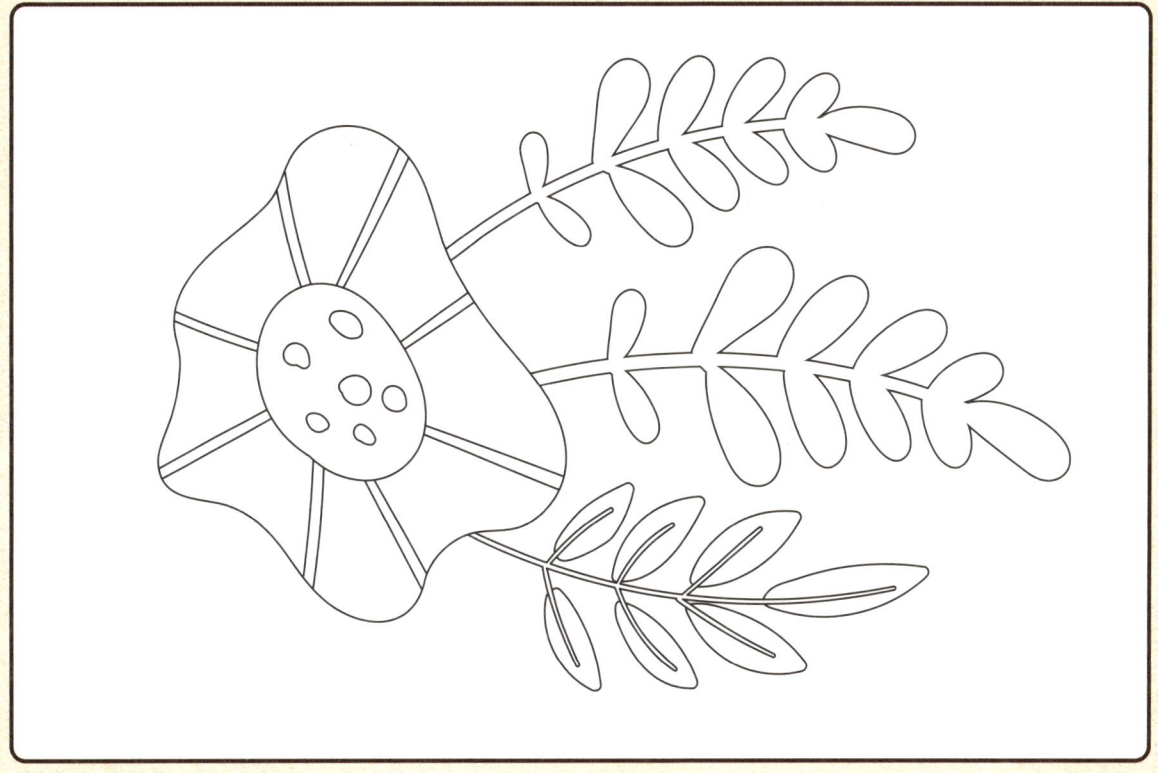

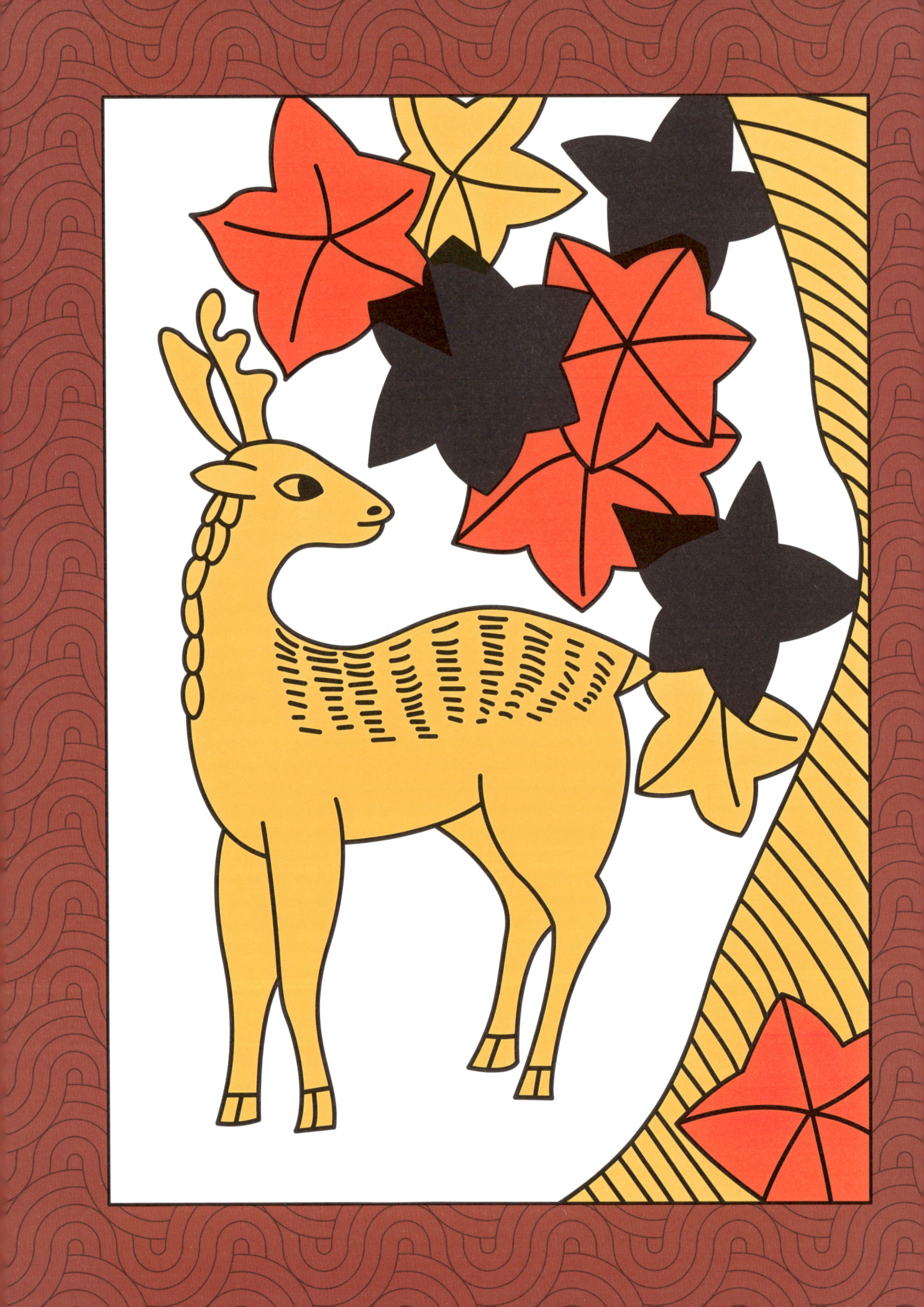

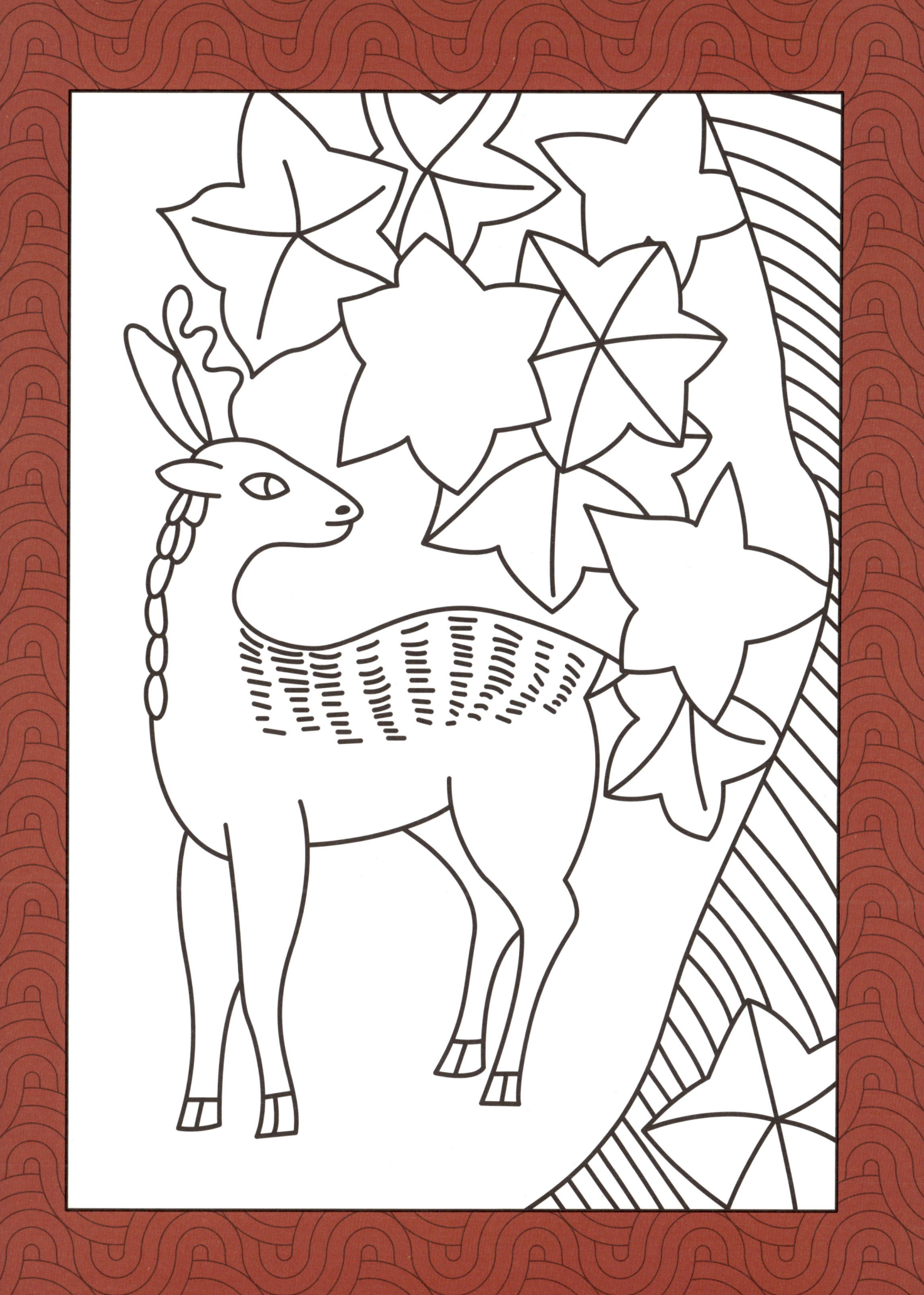

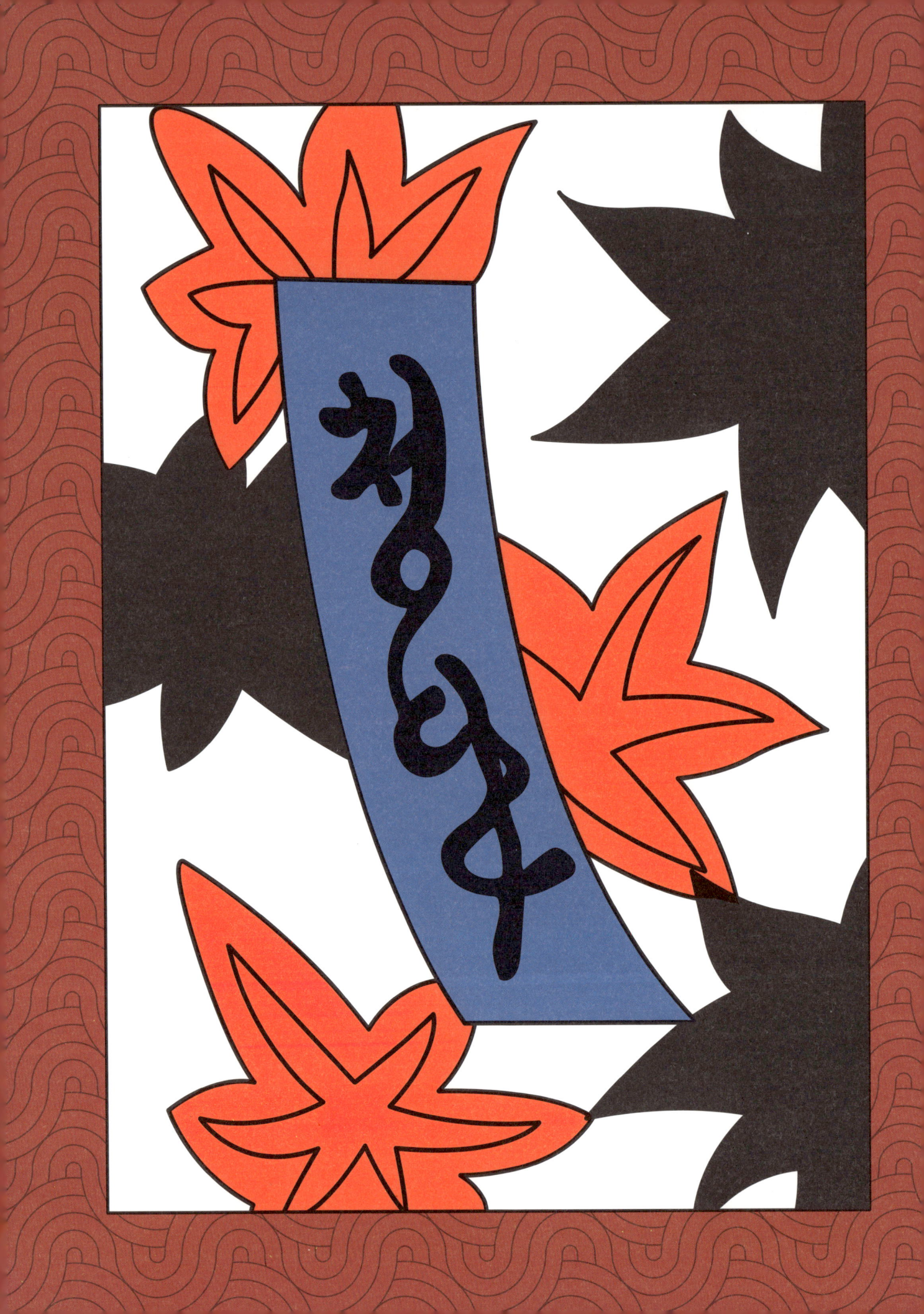

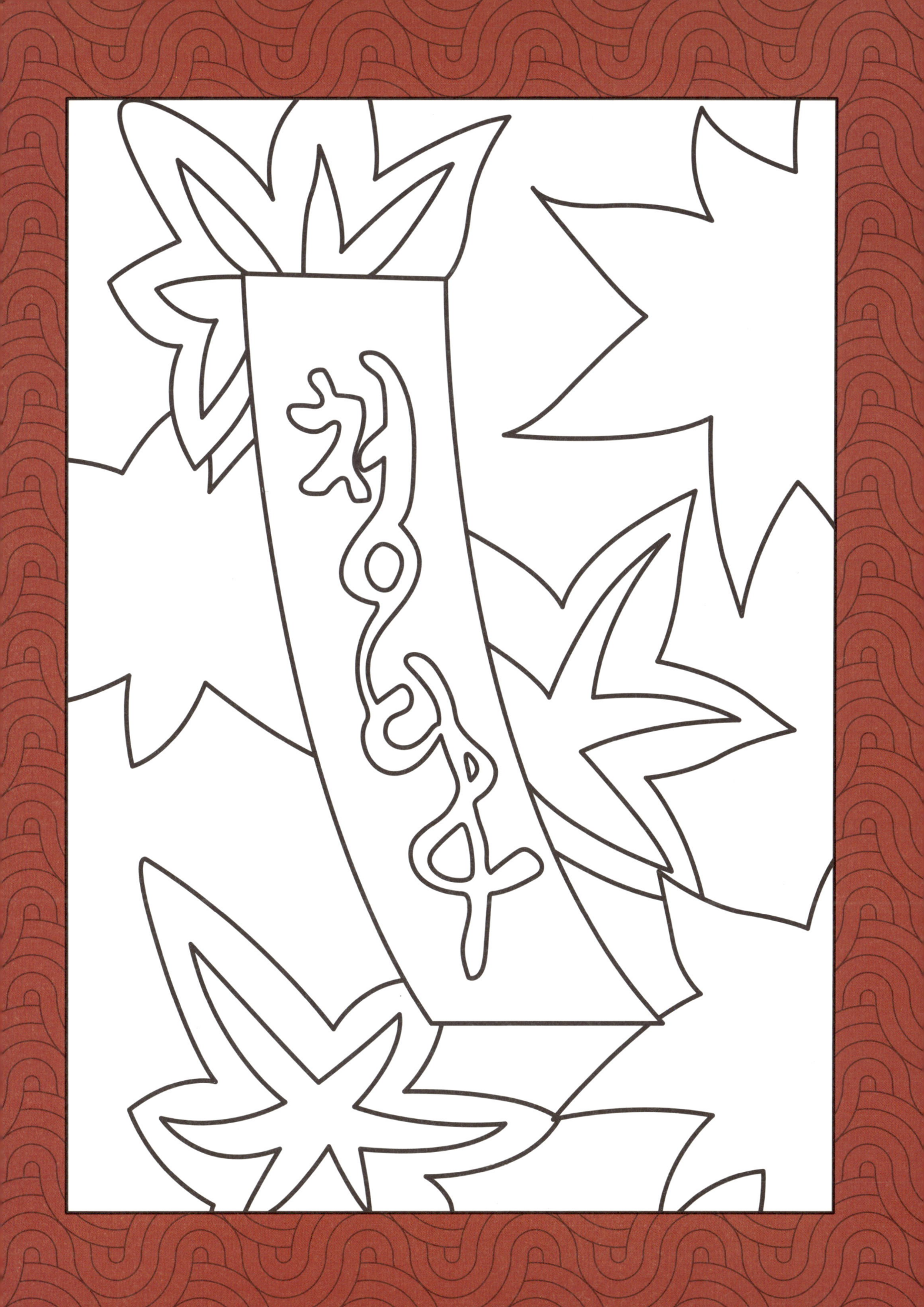

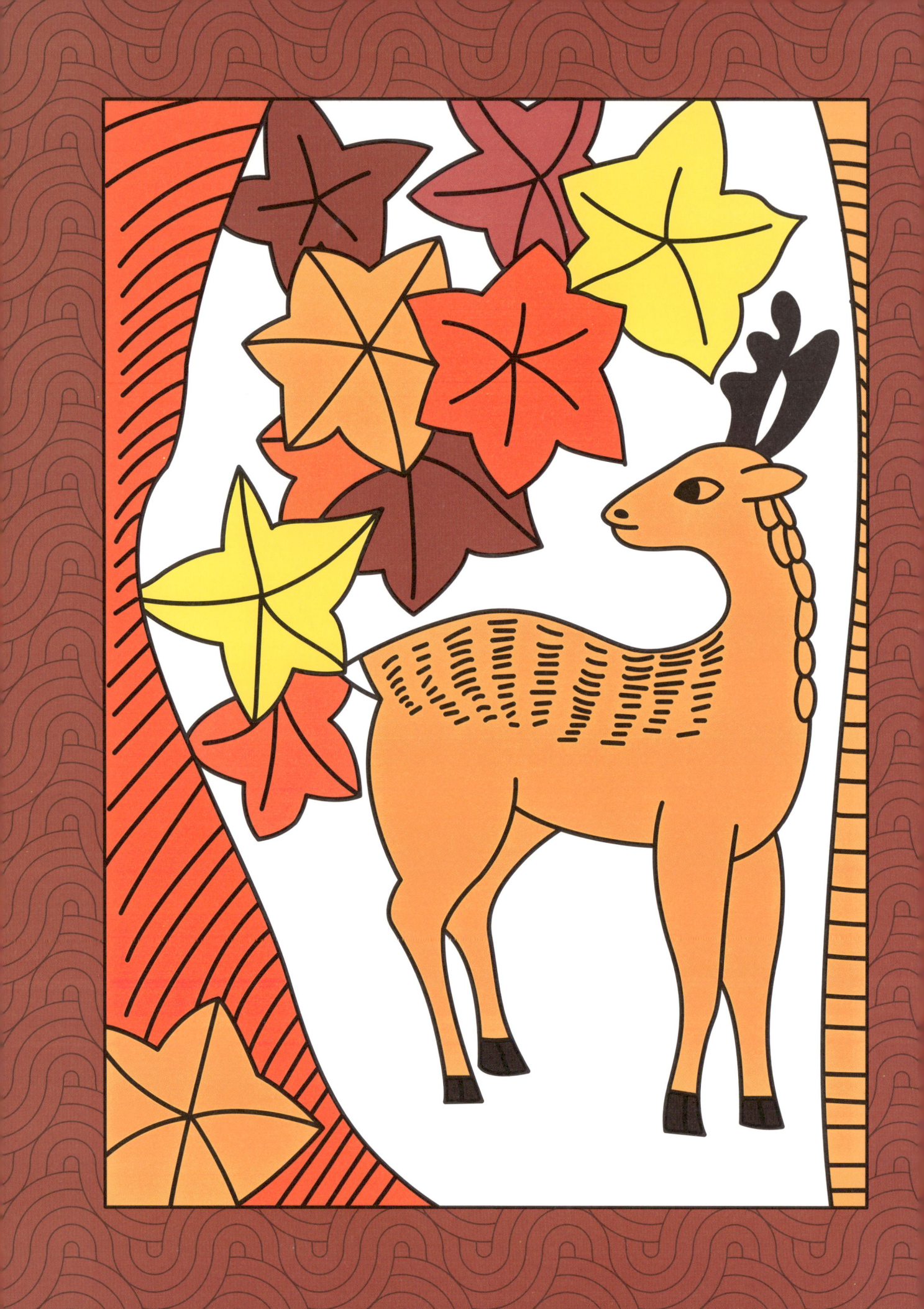

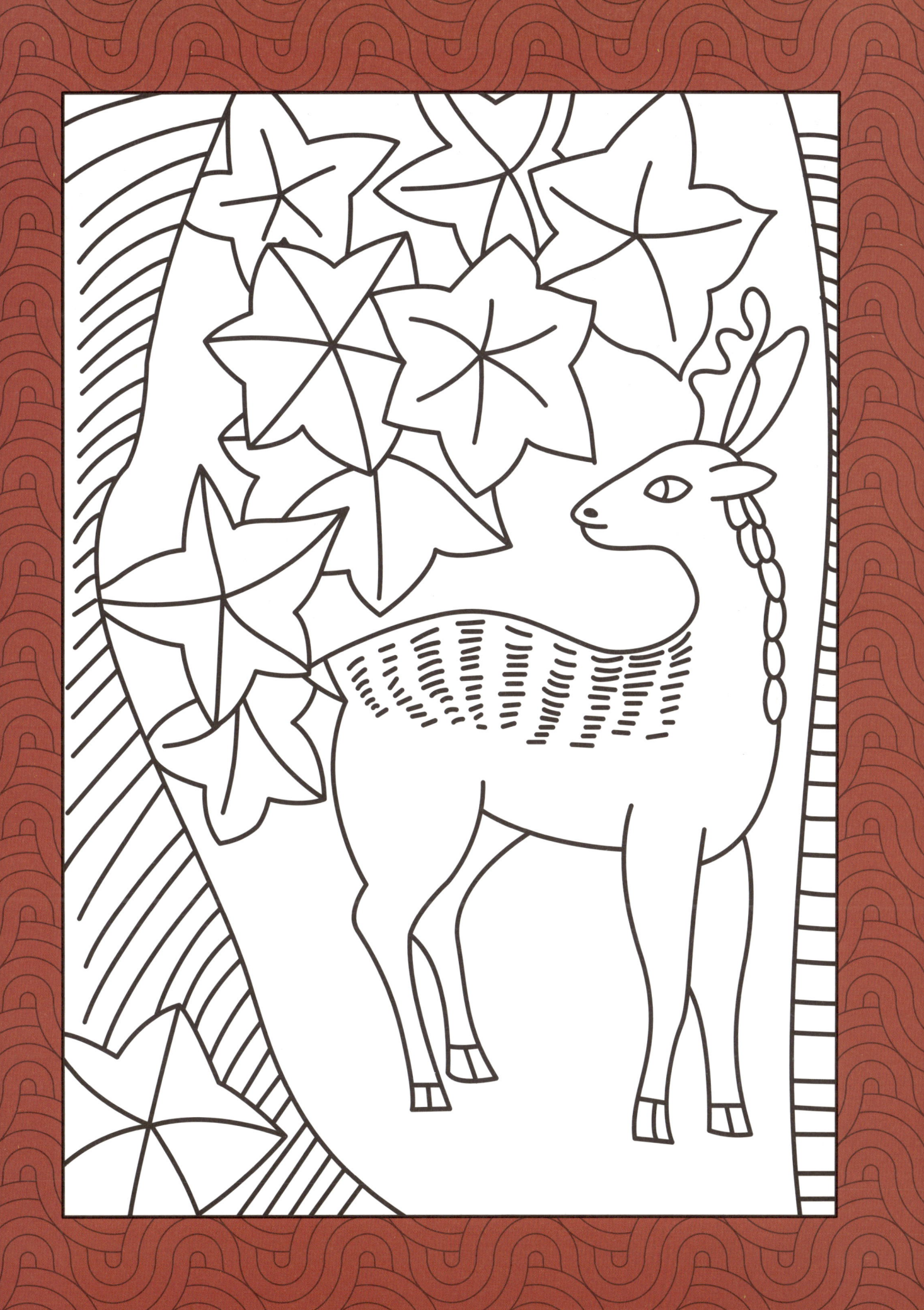

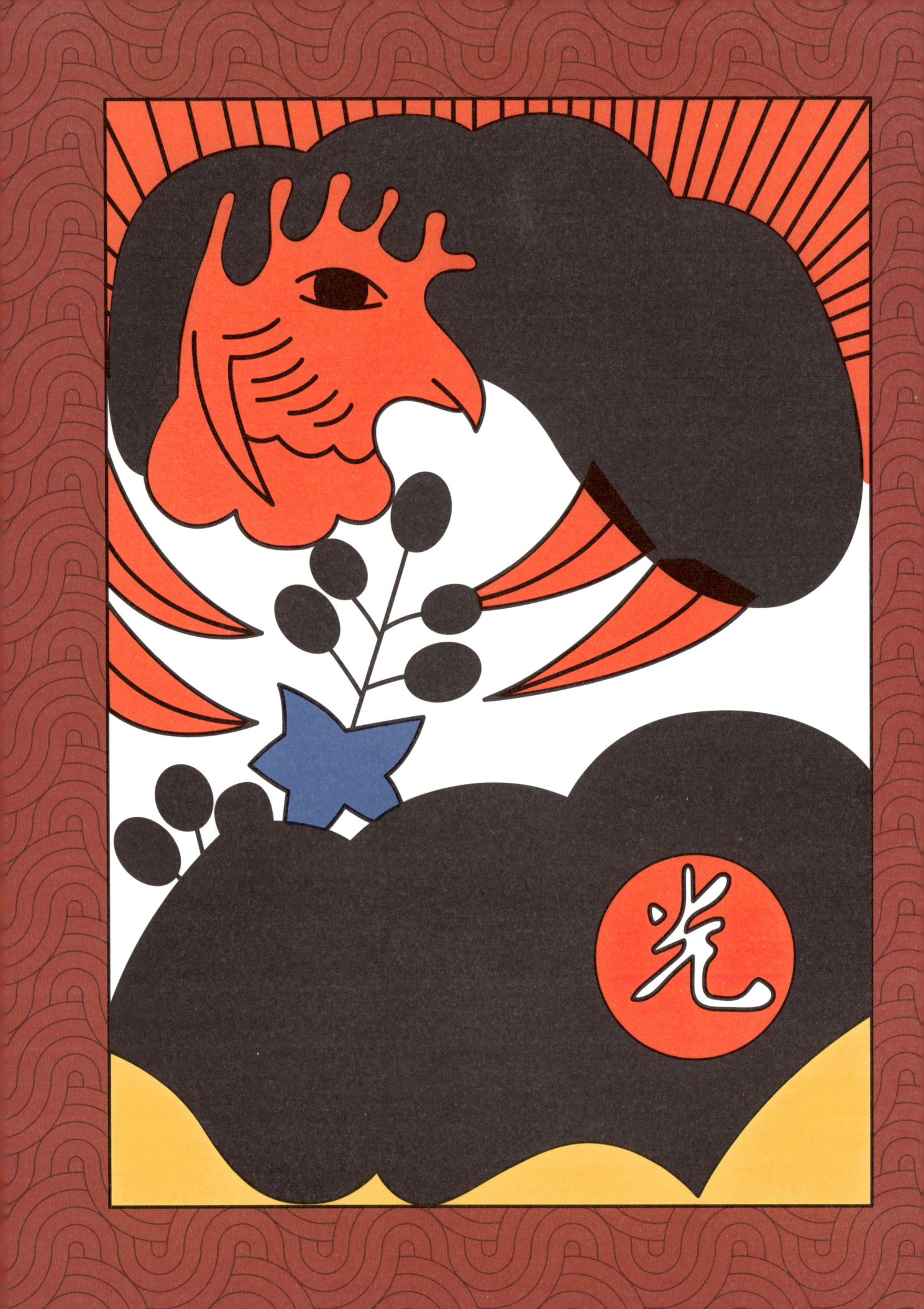

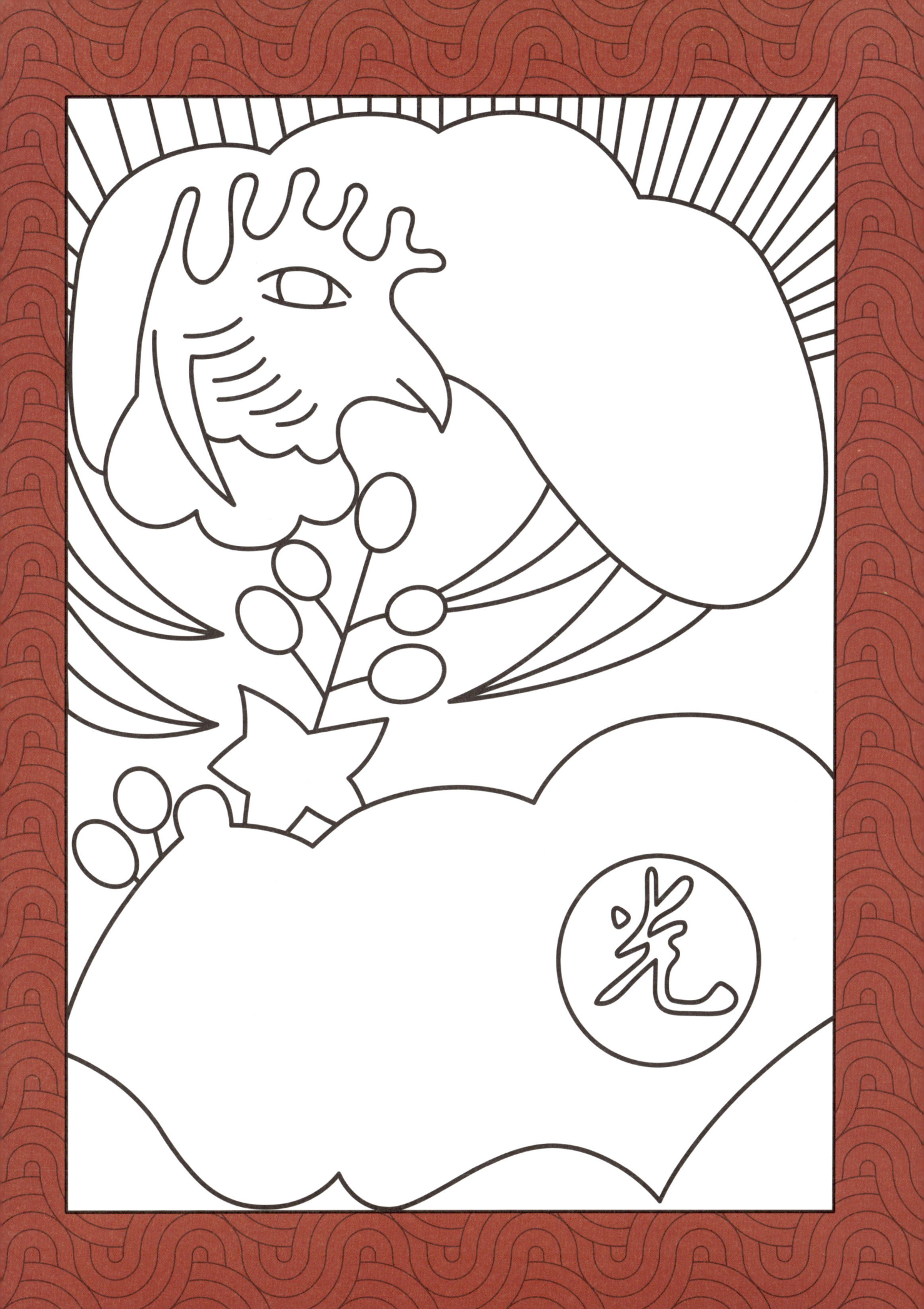

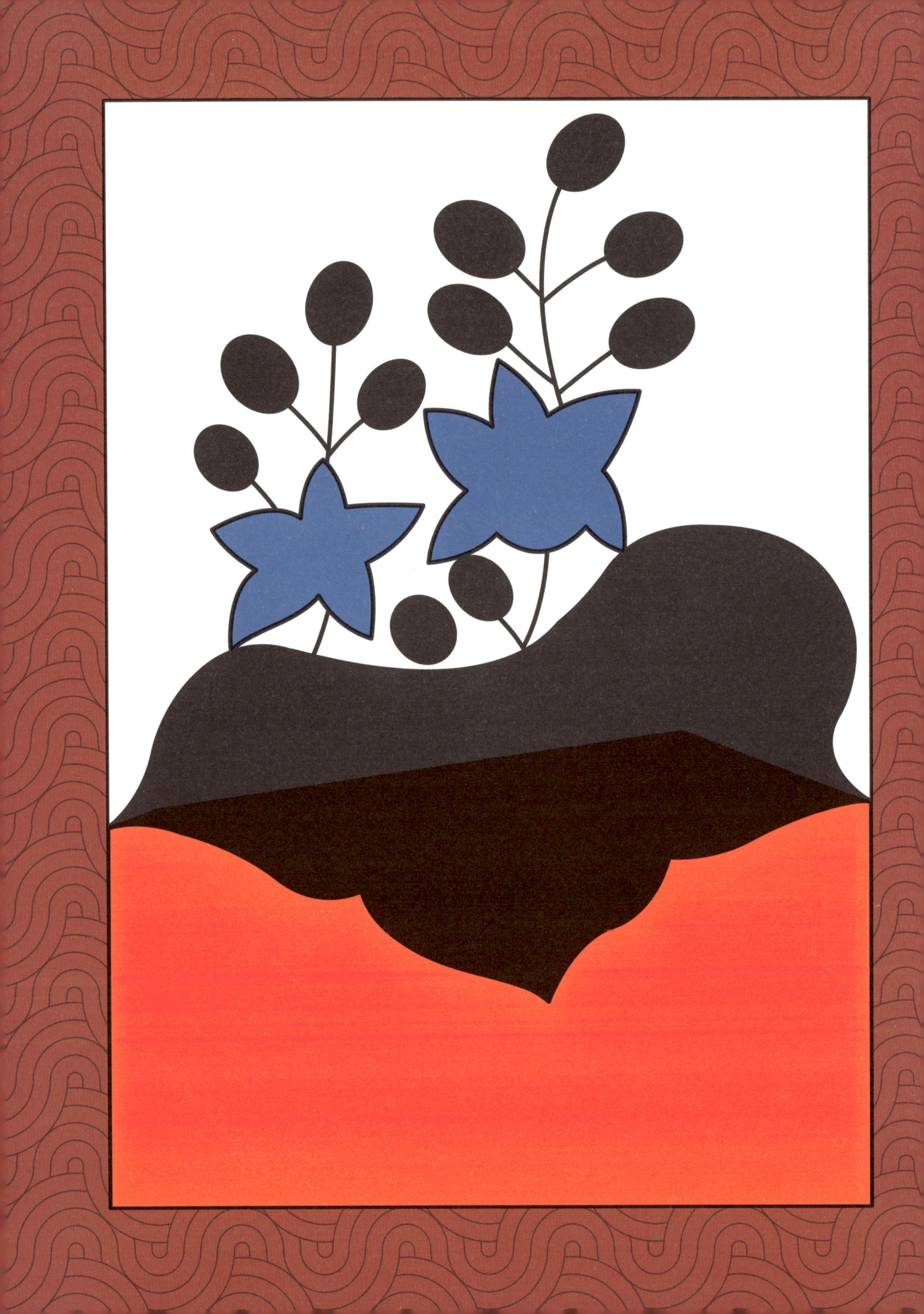

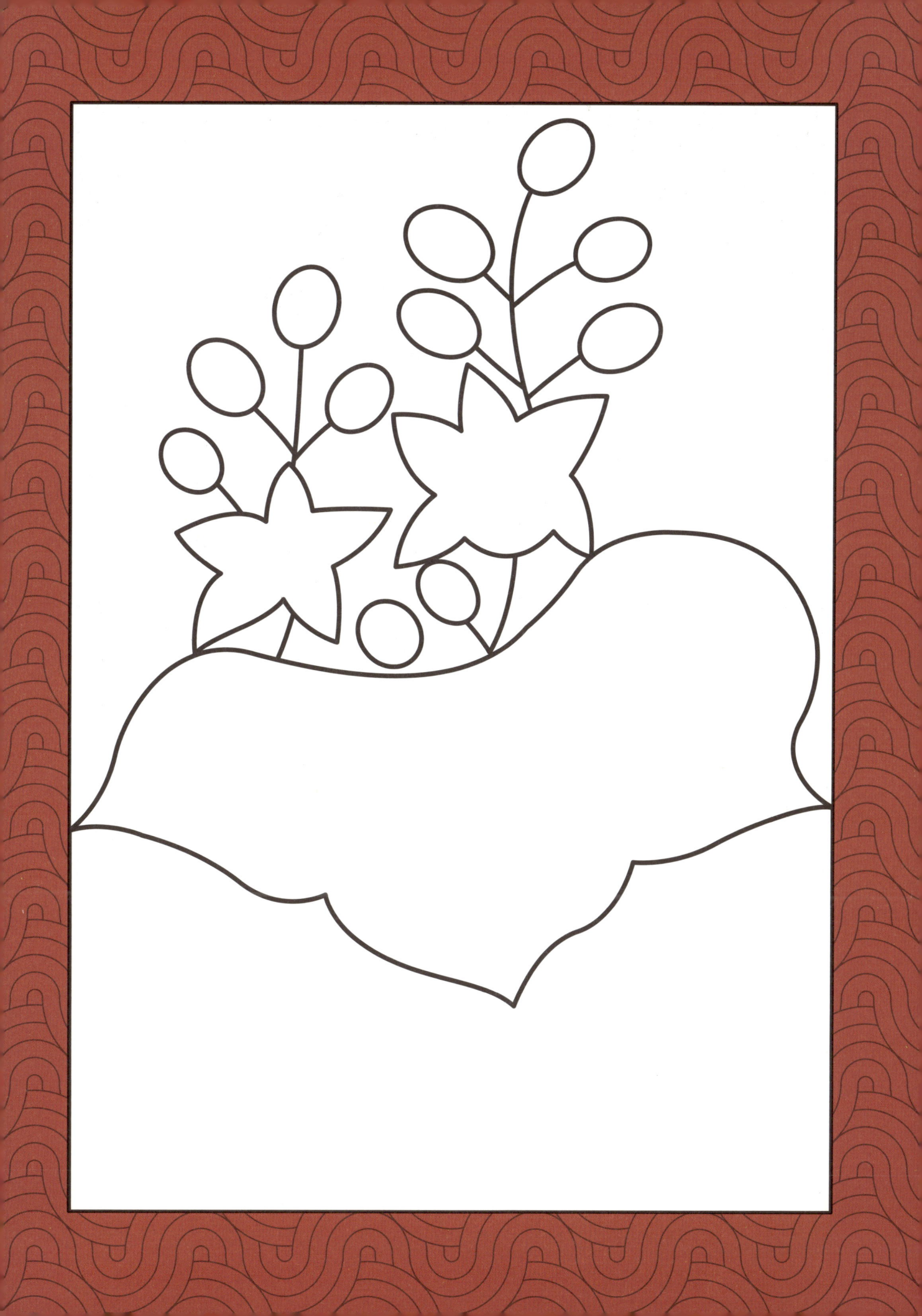

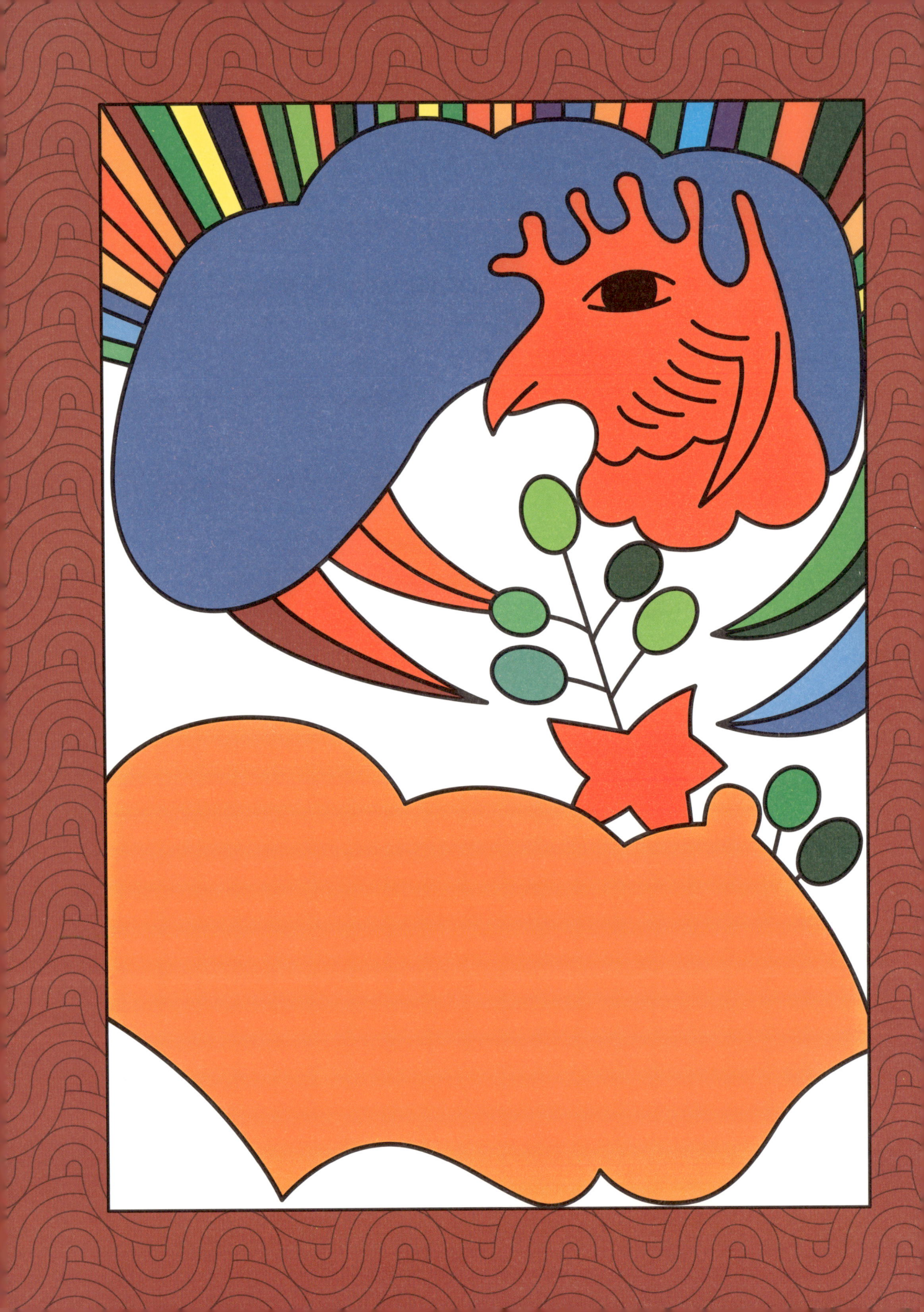

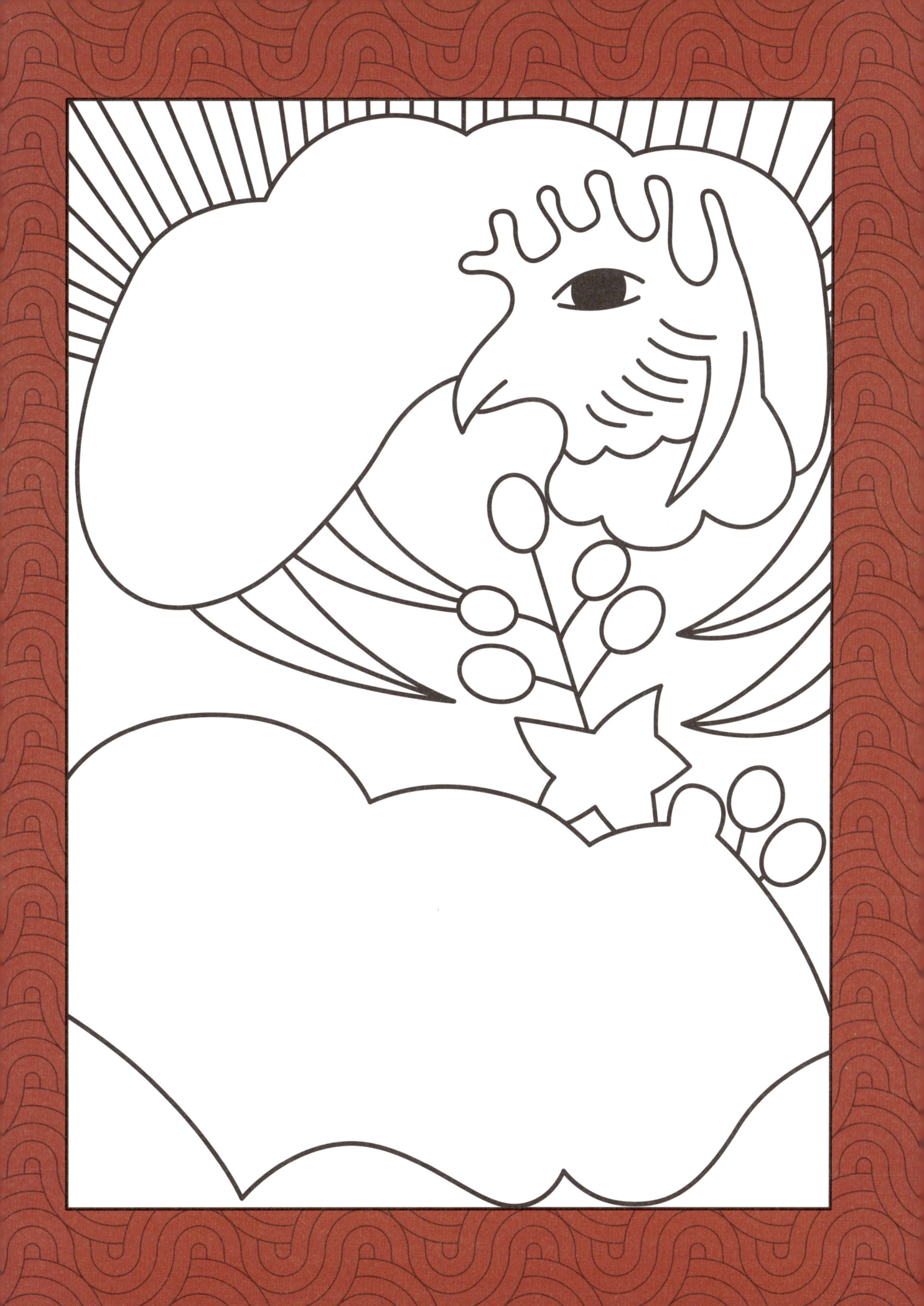

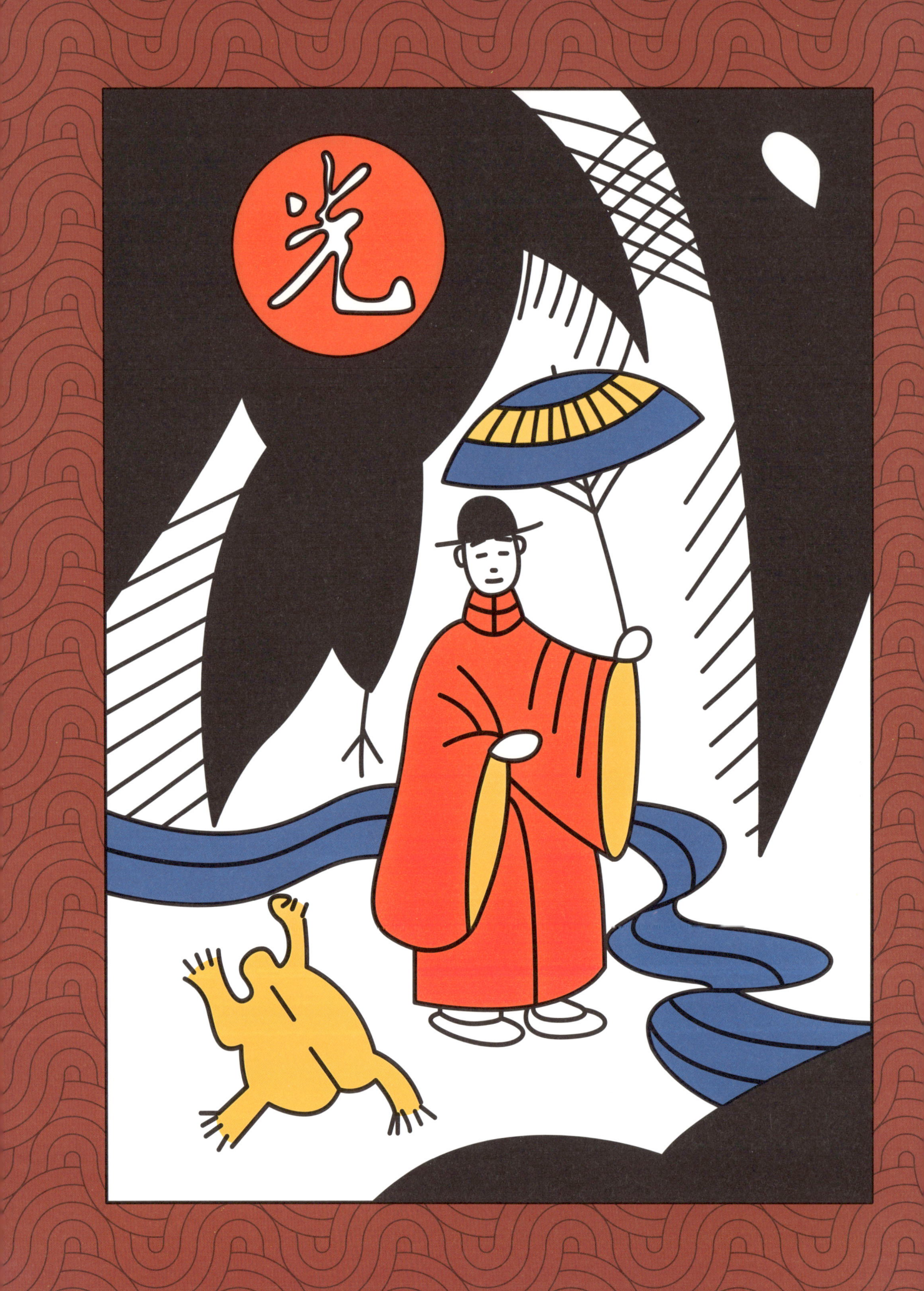

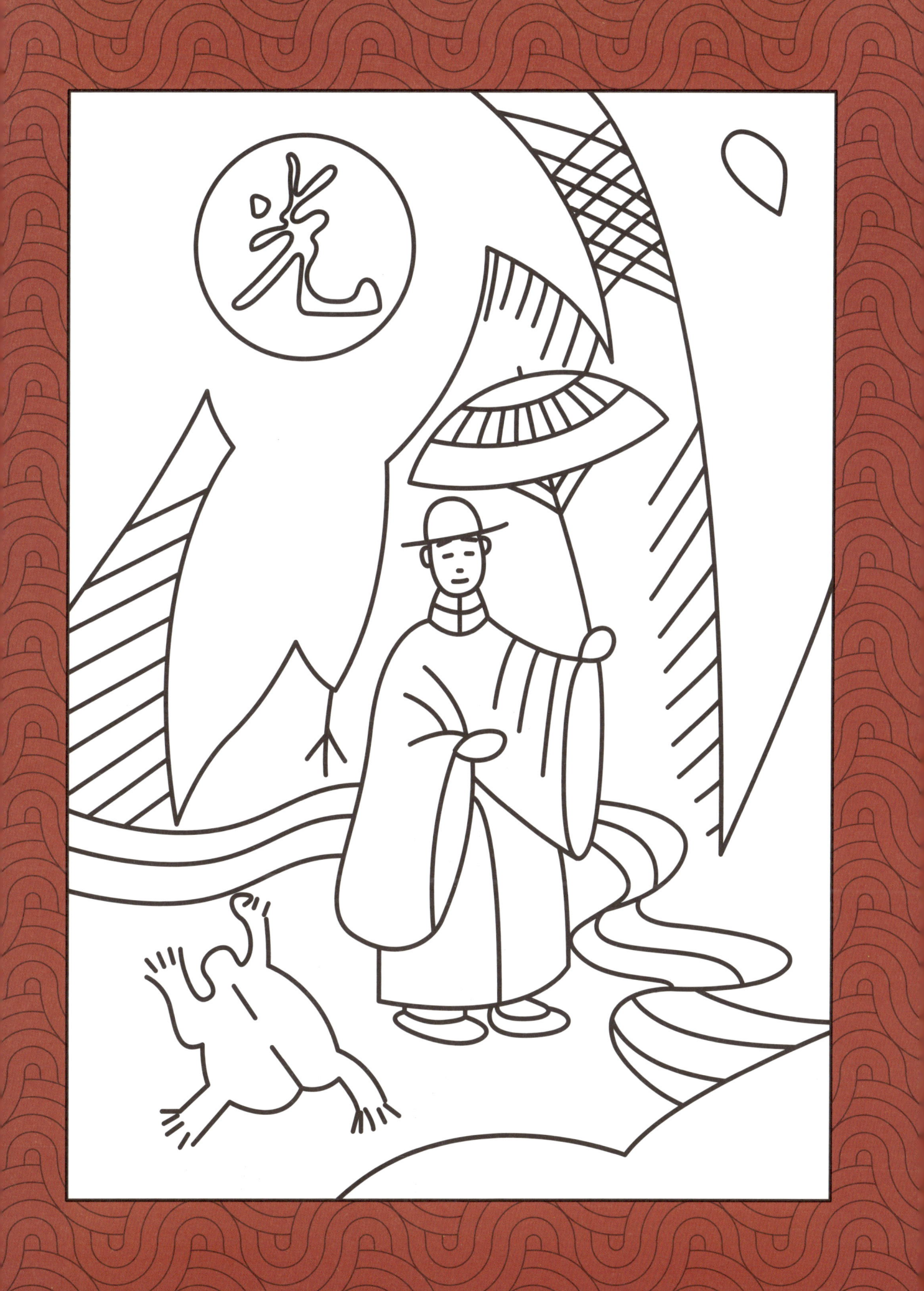

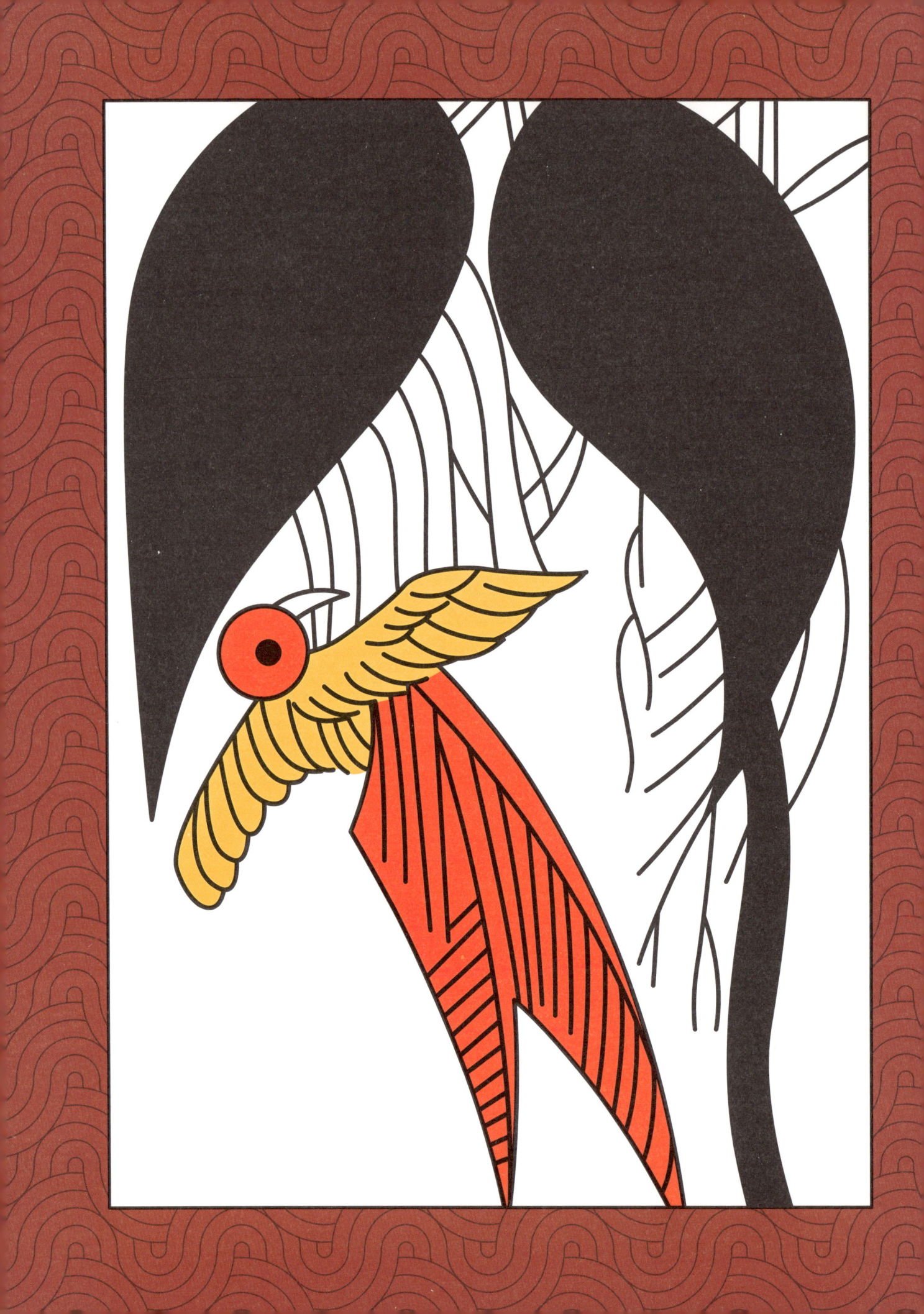

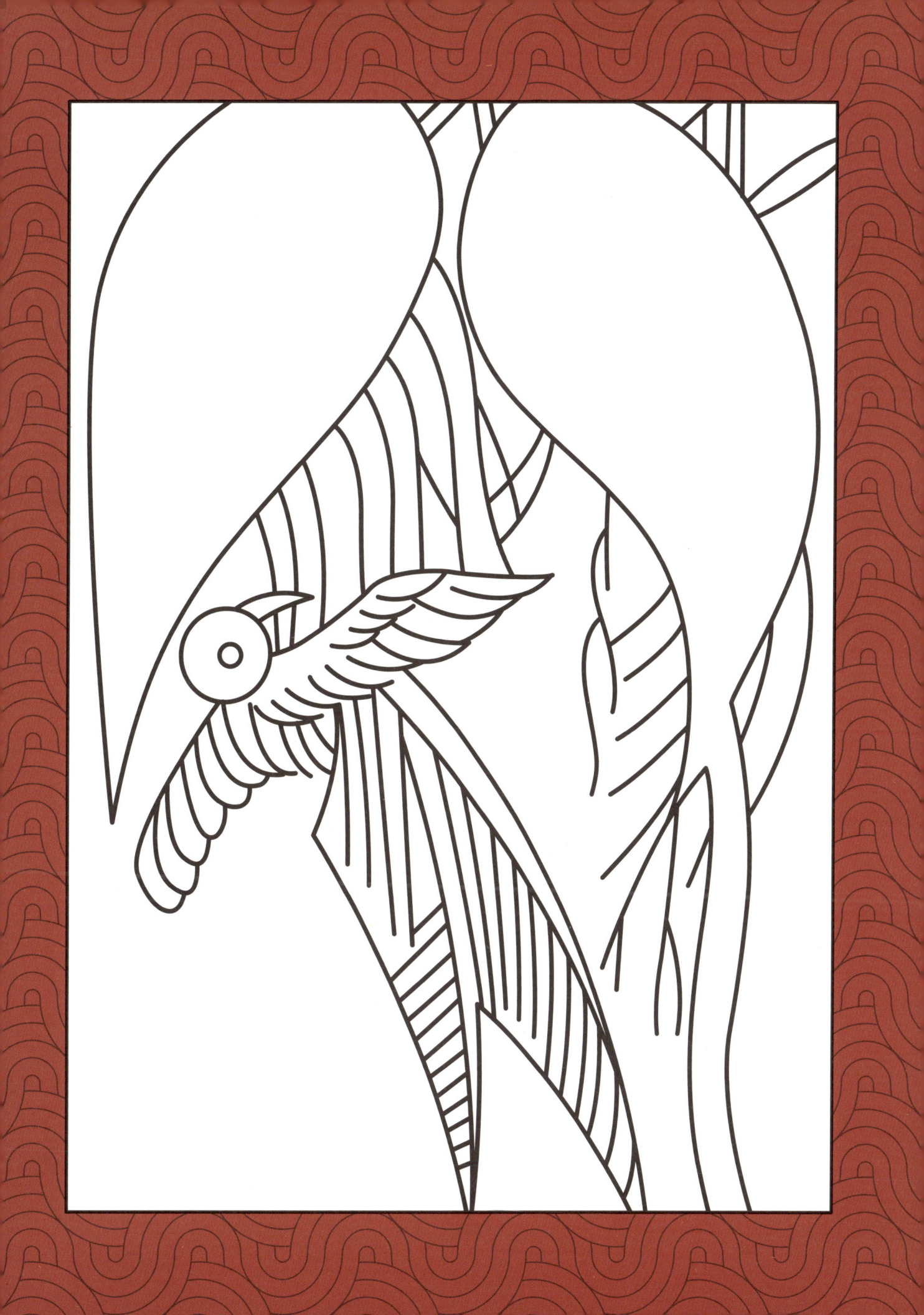

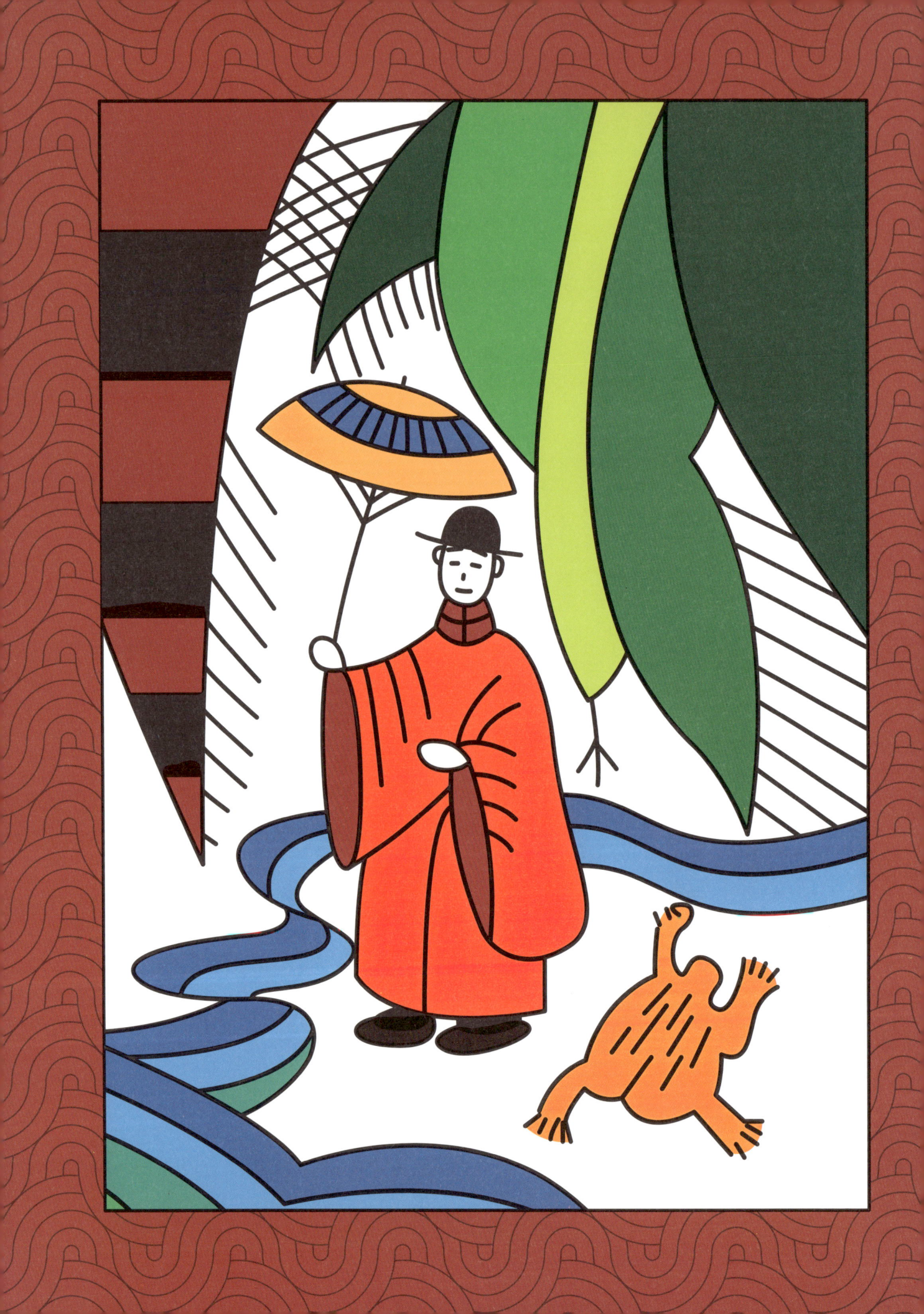

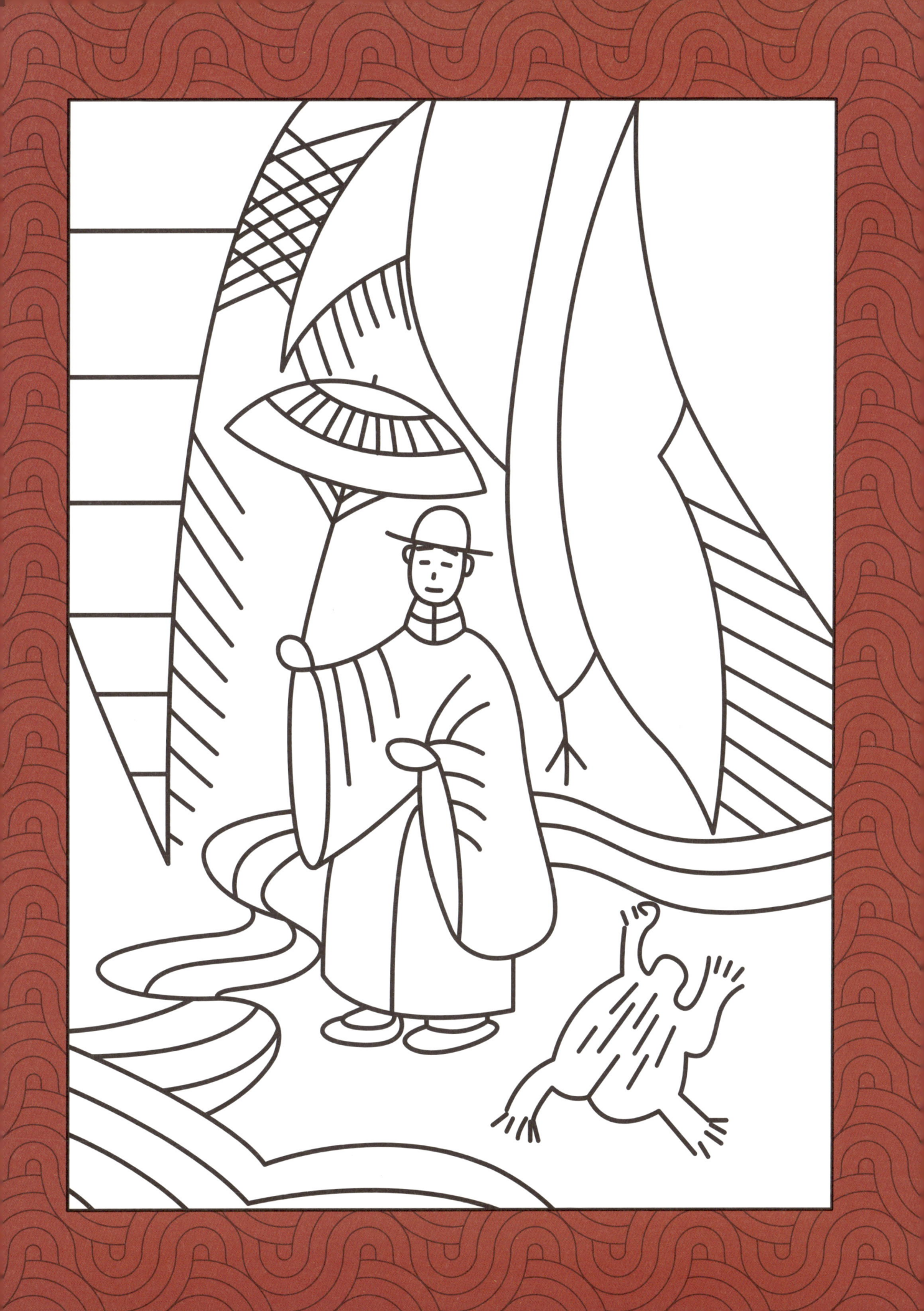

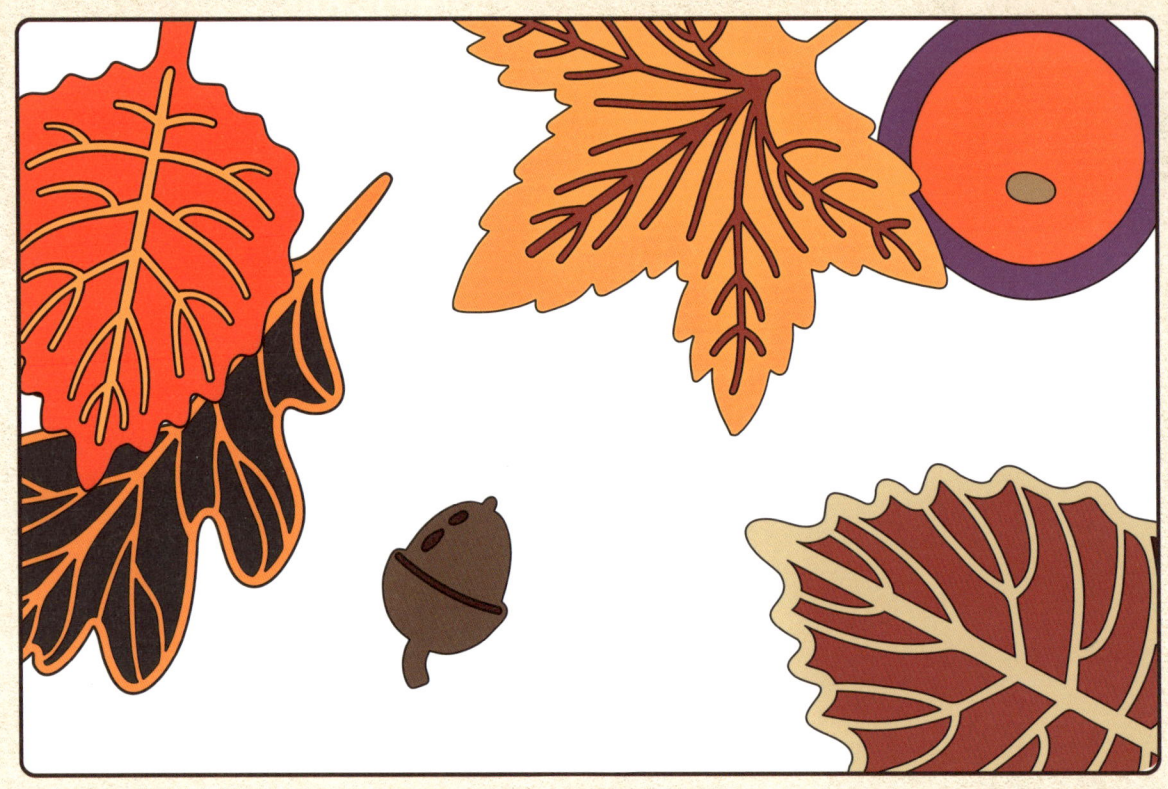
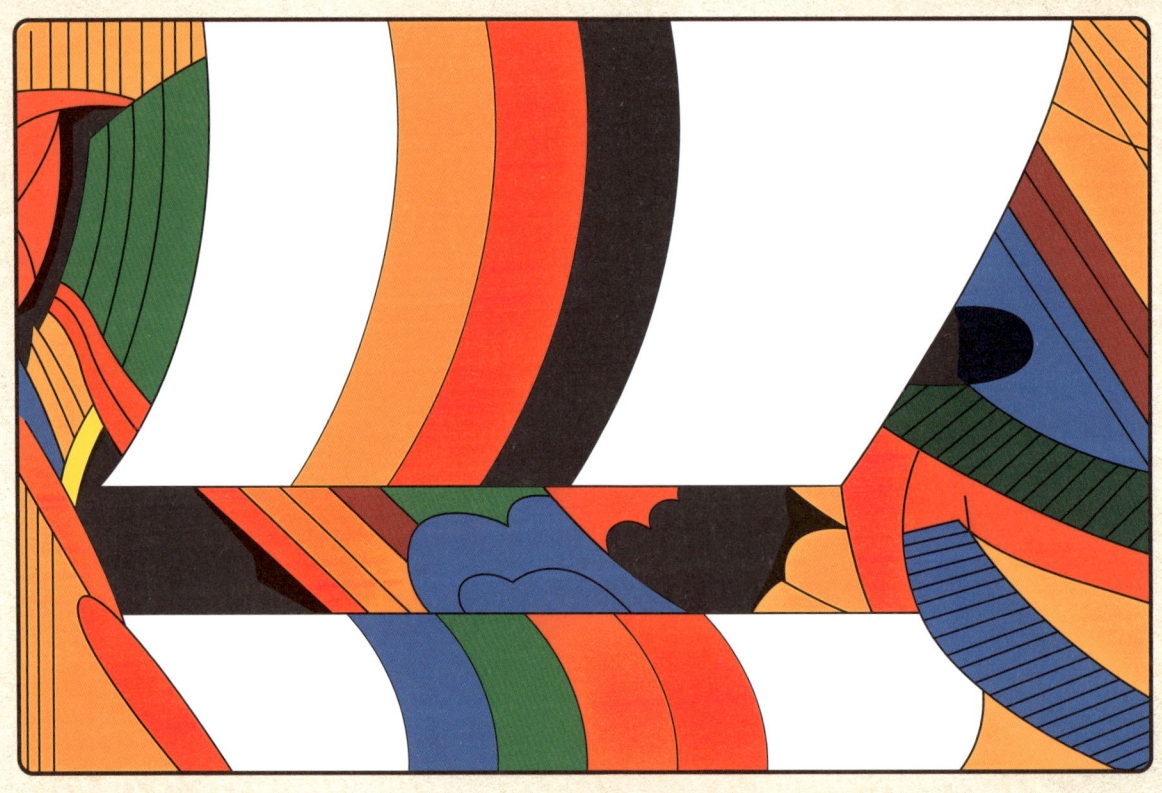

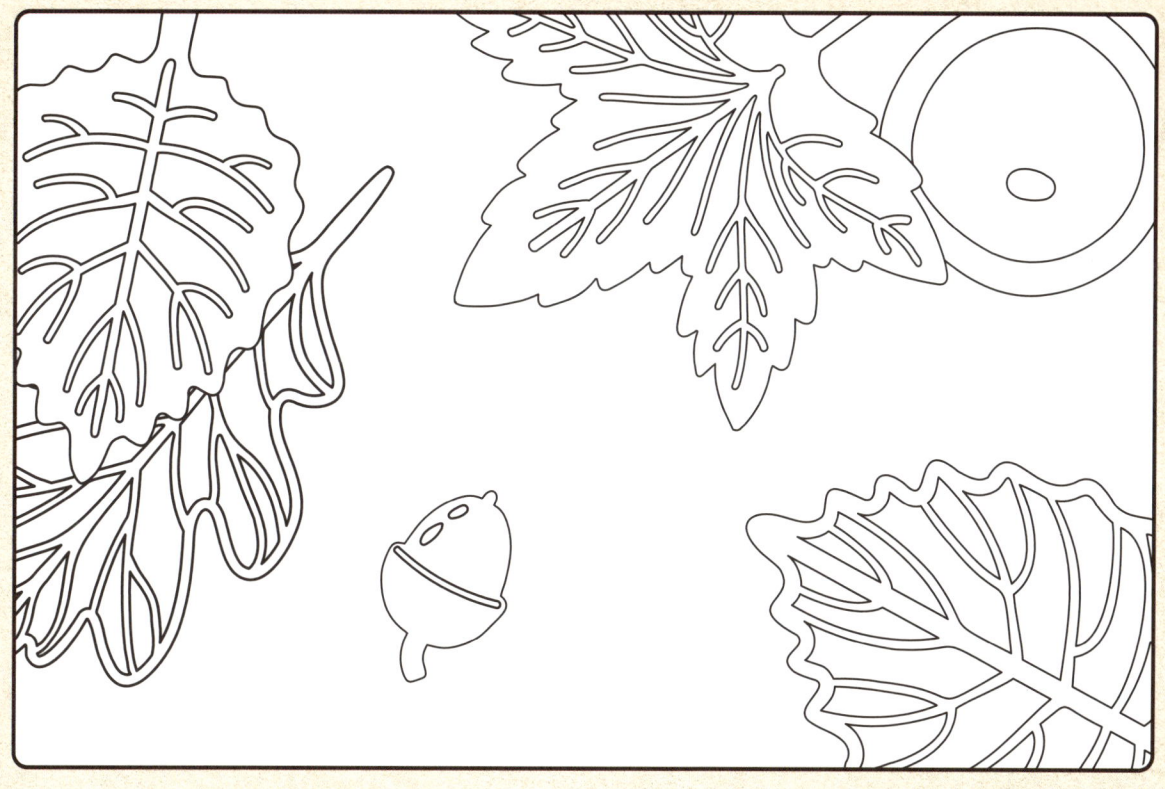
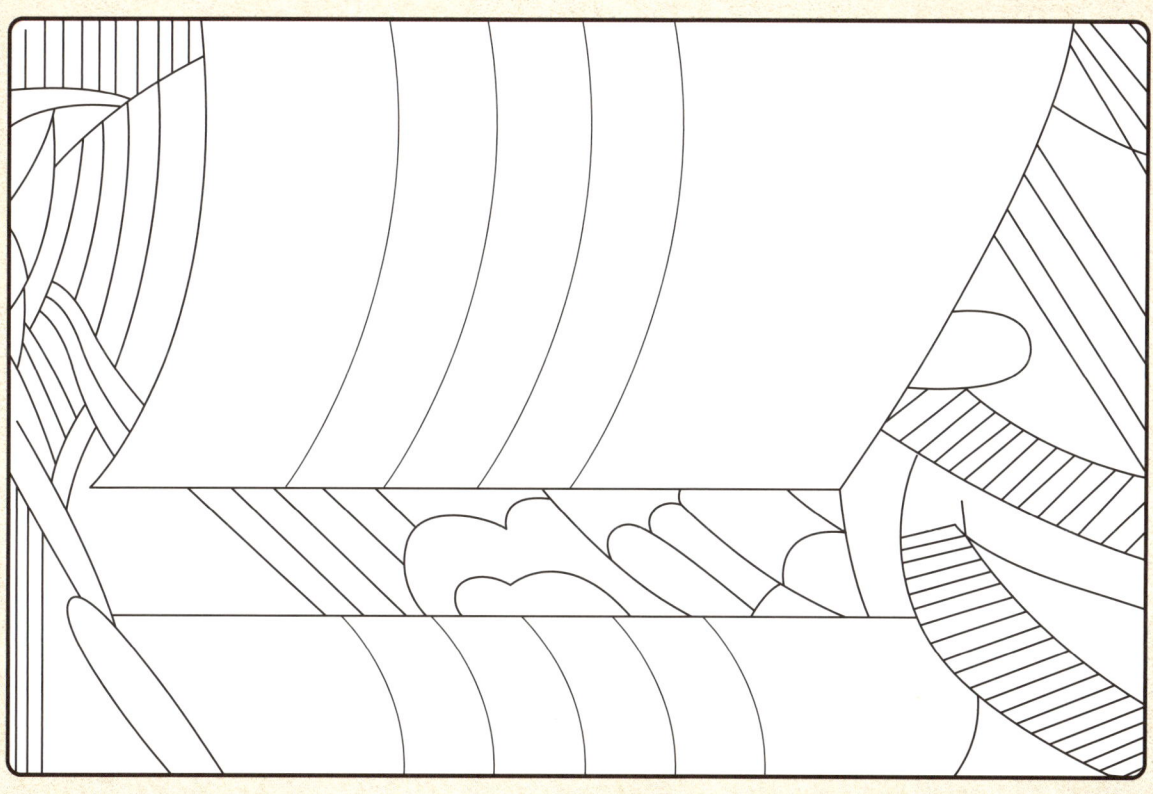

치매 예방, 기억력·집중력 향상

어르신을 위한 화투 색칠하기

초판 1쇄 발행 2023년 4월 27일
초판 7쇄 발행 2025년 3월 17일

구　성 미토스기획
펴낸이 박찬욱
펴낸곳 오렌지연필
주　소 경기도 고양시 덕양구 삼원로 73 한일윈스타 1422호
전　화 031-994-7249
팩　스 0504-241-7259
메　일 orangepencilbook@naver.com

ⓒ 오렌지연필

ISBN 979-11-89922-42-9 (13650)

*잘못 만들어진 책은 구입처에서 교환 가능합니다.